内镜黏膜下剥离术的辅助牵引技术

Traction Techniques for Endoscopic Submucosal Dissection

张学彦　张金峰　主　编

中国协和医科大学出版社

图书在版编目（CIP）数据

内镜黏膜下剥离术的辅助牵引技术／张学彦，张金峰主编. —北京：中国协和医科大学出版社，2020.7

ISBN 978-7-5679-1540-4

Ⅰ.①内…　Ⅱ.①张…②张…　Ⅲ.①内窥镜-应用-消化系肿瘤-分离术　Ⅳ.①R735

中国版本图书馆 CIP 数据核字（2020）第 093575 号

内镜黏膜下剥离术的辅助牵引技术

主　　编：张学彦　张金峰
责任编辑：沈冰冰

出版发行：中国协和医科大学出版社
　　　　　（北京市东城区东单三条 9 号　邮编 100730　电话 010-65260431）
网　　址：www. pumcp. com
经　　销：新华书店总店北京发行所
印　　刷：中煤（北京）印务有限公司

开　　本：710×1000　　1/16
印　　张：13.5
字　　数：240 千字
版　　次：2020 年 7 月第 1 版
印　　次：2020 年 7 月第 1 次印刷
定　　价：188.00 元

ISBN 978-7-5679-1540-4

内镜黏膜下剥离术的辅助牵引技术

Traction Techniques for Endoscopic Submucosal Dissection

主　编　张学彦　张金峰

副主编　徐　丹　吕成倩　许　伟

编委名单（以姓氏拼音为序）

陈亚楠　哈尔滨医科大学附属第二医院消化内科

崔　琳　哈尔滨医科大学附属第二医院消化内科

冯丽梅　黑龙江省农垦红兴隆管理局中心医院消化内科

高孟亮　哈尔滨医科大学附属第二医院消化内科

何晴莹　吉林大学第一医院胃肠内科·内镜中心

黄　鹏　哈尔滨医科大学附属肿瘤医院内二科

李翠华　哈尔滨医科大学附属第二医院消化内科

李静雅　哈尔滨医科大学护理学院

李熙荣　哈尔滨医科大学第二临床医学院

李知航　哈尔滨医科大学附属第二医院消化内科

梁莹莹　哈尔滨医科大学附属第二医院消化内科

吕成倩　哈尔滨医科大学附属第二医院消化内科

马　宁　哈尔滨医科大学附属第一医院干部病房

孙立影　哈尔滨医科大学附属第一医院消化内科

王金羽　哈尔滨医科大学第二临床医学院

王晓鹤　哈尔滨医科大学附属第二医院消化内科

王　雪　哈尔滨医科大学附属第二医院消化内科

徐　丹　哈尔滨医科大学附属第一医院消化内科

许　伟　哈尔滨医科大学附属第二医院消化内科

尹逊海　哈尔滨医科大学附属第一医院消化内科

张嘉航　哈尔滨医科大学附属第二医院疼痛科

张金峰　哈尔滨医科大学附属肿瘤医院胸外科食管纵隔病房

张学彦　哈尔滨医科大学附属第二医院消化内科

张永红　哈尔滨医科大学附属第二医院干部一病房胃肠镜室

祝明论　哈尔滨医科大学附属第二医院消化内科

前　言

内镜黏膜下剥离术（endoscopic submucosal dissection，ESD）可以对早期消化道肿瘤在内镜下进行一次性根治性切除，因具有微创、疗效好、痛苦少、费用低等优点，免除了患者开腹手术的痛苦，在临床上的应用越来越广泛。

ESD 技术复杂，操作难度大，受病变的位置、大小及周围组织的影响，操作时间长。由于切除面积较大，ESD 术中发生出血、穿孔等并发症的概率较内镜下黏膜切除术高，尤其在消化道管壁较薄、视野不好的部位操作更为困难，所以在操作过程中，要求操作者能清楚辨识病灶的黏膜下层，只有充分暴露剥离层面，才能提高手术效率，降低手术的风险。由此各种 ESD 辅助牵引技术应运而生，它可为手术提供良好的操作视野，提高 ESD 的剥离效率，也特别有助于难度大的 ESD 手术获得成功。

以往日本内镜专家使用 ESD 辅助牵引技术者较多，也随之研究出了很多方法，现在越来越多的国内专家也认识到辅助牵引技术的重要性，积极进行 ESD 辅助牵引技术的实践和创新。我们团队在 ESD 的临床工作中，体会到辅助牵引技术的优越性，通过查阅大量文献并结合我们的理解和经验，编著了《内镜黏膜下剥离术的辅助牵引技术》一书，综述了常见 ESD 的辅助牵引技术。

本书第一篇介绍了 ESD 常规内容，包括简介、适应证与禁忌证、术前准备、ESD 操作步骤、术后处理、并发症及相应处理措施，阐述了老年人胃肠镜诊疗特点及 ESD 辅助牵引的注意事项，介绍了麻醉在 ESD 及辅助牵引操作中的应用；第二篇 ESD 辅助牵引技术总论介绍了 ESD 辅助牵引技术的发展和分类；第三篇 ESD 辅助牵引技术各论详细介绍了各种 ESD 辅助牵引技术的适应证、禁忌证、操作方法、操作注意事项以及效果评价；第四篇介绍了包括咽喉部、食管、胃、十二指肠和结直肠在内的消化道各部位 ESD 辅助牵引技术的应用技巧；第五篇分两部分介绍了体内牵引技术和体外牵引技术的护理配合；第六篇进行了 ESD 辅助牵引技术的总结与展望。

本书使用了较多示意图和内镜图片，希望所阐述的每一种 ESD 辅助牵引技术都能较容易地被读者理解，该书适合于从事 ESD 相关工作的广大医护人员。希望读者在应用 ESD 遇到困惑时，能从本书获得启发，也特别希望更多的同道去深入研究和使用 ESD 辅助牵引技术。由于时间紧张，水平和经验有限，本书难免有疏漏和不足之处，恳请广大读者朋友们批评指正。

张学彦

2020 年 3 月

目　　录

第一篇　内镜黏膜下剥离术（ESD）

第六篇　总结与展望

第一篇

内镜黏膜下剥离术（ESD）

第一章　ESD 概要

第一节　ESD 发展简史

消化道肿瘤是一种常见疾病，全球每年死于该病的患者高达数百万，消化道肿瘤的有效治疗在于早发现、早治疗。1955 年，Rosenberg 首次报道了利用硬式乙状结肠镜进行息肉切除术，由此翻开了内镜治疗的新篇章。经过近 20 年的沉寂，直到 1973 年，Deyhle 团队第一次报道了使用高频电刀对早期病变进行微创切除。由此，电外科的发展为内镜下微创治疗奠定了基础。1984 年出现了内镜下黏膜切除术（endoscopic mucosal resection，EMR），即通过双钳道内镜进行操作，异物钳经过一个钳道抓取病灶及周围正常边缘，圈套器经由另一钳道圈套切除病灶。1988 年，一种称为"局部注射高渗盐水肾上腺素混合液的内镜下切除术"（endoscopic resection with local injection of hypertonic saline epinephrine solution，ERHSE）由 Hirao 团队提出。1996 年，日本学者首次用顶端带有绝缘陶瓷圆球的电刀（切开刀）对直径>2cm 的直肠病变进行黏膜下剥离，一次性切除成功，从此内镜黏膜下剥离术（endoscopic submucosal dissection，ESD）飞速发展起来。ESD 术扩大了 EMR 术治疗的适应证范围，有较高的整块切除率，减少了病灶残留，降低了复发概率，可以达到对早期消化道肿瘤在内镜下一次性根治性切除，避免了患者开腹手术的痛苦。ESD 作为一种新的治疗理念，正被越来越多的医师和患者所接受，而且内镜治疗具有安全、微创、疗效好、痛苦少、费用低等特点，临床应用价值高。

第二节　ESD 的治疗优势

1. 与 EMR 相比，较大的病灶也能整块切除。

2. 术者易控制病灶的剥离范围。

3. 早期癌变整块切除率高，能提供完整的病理组织学检查，提高诊断病变浸润深度及范围的准确性。

4. 早期癌变黏膜表面有溃疡时也可进行剥离治疗。

5. ESD 能解决 EMR 切除不完全导致的病灶残留和复发的问题。

6. ESD 能切除情况较复杂的病灶，如溃疡型抬举阴性的肿瘤。

第三节　ESD 的难度与风险

与 EMR 相比，ESD 治疗消化道病变手术难度更大，风险更高，手术时间更长，手术并发症发生率更高，对操作者的技术要求较高。不同手术医师之间存在并发症发生率的差异，临床 ESD 并发症发生率较高的原因有以下几点：

1. 由于切除面积较大，ESD 术中发生出血、穿孔的概率较高。

2. ESD 治疗持续时间长。

3. ESD 操作过程复杂、难度大，需要反复实践才能达到运用自如的程度。

4. ESD 所需内镜下剥离器械和黏膜下注射液的开发尚不够完善。

5. 复杂 ESD 治疗需要 2 个或 2 个以上的助手进行配合。

第四节　开展 ESD 应具备的条件

1. 开展 ESD，内镜中心（室）人员配备必须充足。

2. 对操作者的技术要求较高。操作者必须熟练掌握内镜操作，完成较多例数的 EMR 操作，掌握 EMR 和内镜下止血及缝合技术。

3. 开展 ESD 治疗前必须接受严格的正规培训，培训一般要经过观摩、担任助手、动物实验和正式操作 4 个阶段。观摩阶段：学习各种剥离刀的使用方法、高频电凝电切设定和局部黏膜下注射；助手阶段：熟悉内镜和各种配件准备；动物实验阶段：反复操练，掌握 ESD 全部过程；正式操作阶段前：必须在上级医师指导下完成 30 例 ESD 操作，完成 30 例后方可独立操作。

4. 医院内、外科配合良好，能协同处理术后并发症。

5. 临床医师与病理医师密切配合，对 ESD 剥离病变进行详细完整的病理检查。

随着内镜器械、操作技术的进步，ESD 逐渐得到推广普及，作为一项微创内镜技术，因特有的临床优势，ESD 在未来的日子里一定会在治疗早期食管、胃、十二指肠及结肠肿瘤领域中显示出更加广阔的前景。

（张学彦　祝明论）

参　考　文　献

[1] 吴贺华，董俊，张鸣青，等. ESD 治疗消化道早癌及癌前病变的临床疗效及对患者生活

质量的影响. 现代消化及介入诊疗，2019，24（9）：996-998.

［2］何祎，陆薇，童珠红. 早期结直肠癌及癌前病变患者经内镜下黏膜切除术与黏膜剥离术治疗的疗效比较. 中国内镜杂志，2016，22（10）：66-69.

［3］刘姚江，林辉，樊超强，等. 内镜黏膜下剥离术治疗食管早癌及癌前病变384例临床分析. 第三军医大学学报，2018，40（11）：1022-1027.

［4］Mochizukli Y. Saito Y. Tanaka T. et al. Endoscopic Submucosal Dissection Combined with the Placement of Biodegradable Stents for Recurrent Esophageal Cancer After Chemoradio therapy. Gastroin-test. Cancer，2011，13（9）：1601-1609.

［5］姚礼庆，周平红. 内镜下黏膜剥离术. 上海：复旦大学出版社，2009.

［6］杜静，韩勇，吴伟权，等. 内镜黏膜下剥离术治疗消化道早期癌及癌前病变长期疗效的单中心回顾性队列分析. 中国内镜杂志，2017，23（8）：13-17.

［7］大圃研，港洋平. 大圃流ESD手术技巧. 沈阳：辽宁科学技术出版社，2019.

［8］李峥，高山，莫慧琴. 内镜黏膜下剥离术治疗消化道早期肿瘤的应用进展. 临床消化病杂志，2019，31（5）：336-339.

［9］王贵齐，张月明. 消化道早癌内镜黏膜下剥离术. 北京：人民卫生出版社，2019.

［10］程芮，李鹏. 胃内镜黏膜下剥离术围术期指南. 中国医刊，2017，52（12）：12-24.

第二章　ESD 适应证与禁忌证

与传统手术方法相比，ESD 具有侵袭性小、能获得完整病例标本的优点，能充分体现微创治疗的优越性，与单纯的电灼与其他内镜治疗方法相比，有利于明确肿瘤浸润深度、分化程度、血管和淋巴浸润情况，评估患者预后，并决定是否需要追加外科手术，内镜下切除病变的基本要求是完整切除，保证没有病变残留。

第一节　ESD 适应证

由于 ESD 仅对病灶进行局部切除，无法进行胃肠周围淋巴结清扫，故只有当淋巴结转移风险低且病灶可完整切除时方可实施 ESD。因此，把握 ESD 治疗的适应证极为重要。

一、早期食管癌及食管的癌前病变

（一）相关术语定义

1. 早期食管癌　指病变局限于黏膜及黏膜下层，无论有无淋巴结转移。病变仅局限于黏膜层的上皮层，未破坏基底膜，为 m1 期；病变浸润基底膜，侵入黏膜固有层，为 m2 期；病变浸润黏膜肌层，为 m3 期；癌变浸润黏膜下层的上 1/3 层、中 1/3 层和下 1/3 层，相应分期为 sm1、sm2 和 sm3。

2. 食管的癌前病变　指已证实与食管癌发生密切相关的病理变化，主要包括鳞状上皮不典型增生等。

（二）适应证

1. 早期食管癌结合染色、放大和超声内镜等检查，判断病变的范围和浸润深度，局限于 m1、m2、m3 或 sm1 且临床没有血管和淋巴管侵犯证据的高、中分化鳞癌。

2. 伴有不典型增生和癌变的 Barrett 食管。

3. 姑息性治疗，适于侵犯深度超过 sm1、低分化食管癌、心肺功能较差不能耐受手术的高龄患者及拒绝手术者，并需结合放疗。

4. 范围>3/4 环周、切除后狭窄风险大的病变可视为内镜下切除的相对适应证，应向患者充分告知术后狭窄等风险。

二、早期胃癌及胃的癌前病变

（一）相关术语定义

1. 早期胃癌　仅局限于胃黏膜层或黏膜下层，而不论有无淋巴结转移的胃癌。

2. 胃的癌前病变　指已证实与胃癌发生密切相关的病理变化，主要包括胃黏膜上皮内瘤变、肠化生等。

3. 早期胃癌的分型　隆起型（0-Ⅰ型），表浅病变型（0-Ⅱ型）和凹陷型（0-Ⅲ型）。0-Ⅱ型可分 3 种亚型，有表浅隆起型（0-Ⅱa）、平坦型（0-Ⅱb）和表浅凹陷型（0-Ⅱc）。

（二）适应证

1. 绝对适应证　无合并溃疡的分化型黏膜内癌（cT1a），病灶大小≤3cm、有溃疡的分化型黏膜内癌（cT1a），胃黏膜高级别上皮内瘤变。

2. 扩大适应证　病灶大小≤2cm、无溃疡的未分化型黏膜内癌（cT1a）。

三、早期结肠、直肠癌及结肠、直肠的癌前病变

（一）相关术语定义

1. 早期结肠、直肠癌　指病变局限于黏膜及黏膜下层的结肠直肠癌，不论其大小及是否有淋巴结转移。

2. 结肠、直肠的癌前病变　指已证实与结肠直肠癌发生密切相关的病理变化，包括腺瘤、腺瘤病、炎症性肠病相关的异型增生、畸变隐窝灶伴异型增生等。

（二）适应证

1. 非癌

（1）对≥6mm 的腺瘤，建议切除（随着病灶大小的增加，sm 浸润率也增加）。

（2）对浅表凹陷型病变（0-Ⅱc），即使病变≤5mm，也建议切除（即使在≤5mm 的范围内也显示一定的癌变率和 sm 浸润率）。

（3）在远端结肠出现的典型增生性息肉≤5mm，也许可不予治疗（≤5mm 的隆起型和浅表隆起型病变的癌变率较低，极不可能发展为 sm 癌）。大多数结肠、直肠肿瘤性病灶是腺瘤，可以通过 EMR 或分次 EMR 技术治愈；依据病变部位和病变大小，一些肿瘤行内镜下切除具有挑战性。

2. 癌　在早期结直肠癌（Tis/T1）中，根据大小和位置，对淋巴转移可能性低的病灶可以整块切除，推荐内镜下治疗，因为这样的病例被认为是可以治愈的。临床上明显的 T1b 癌建议手术治疗。

第二节　ESD 禁忌证

一、早期食管癌及食管癌前病变内镜治疗的禁忌证

1. 不能取得患者同意的。
2. 不能配合者。
3. 有出血倾向，正在使用抗凝药者。
4. 严重心肺疾病不能耐受内镜治疗者。
5. 生命体征不平稳者。
6. 有食管静脉曲张或静脉瘤，无有效的出血预防对策者，可视为相对禁忌。
7. 病变位于食管憩室内或波及憩室者，可视为相对禁忌。
8. 术前评估有淋巴结转移的 m3 及 sm1 期癌。
9. 低分化食管鳞癌及未分化食管鳞癌。
10. 内镜下切除相对禁忌：非抬举征阳性。

二、早期胃癌及癌前病变内镜治疗的禁忌证

1. 有淋巴结转移或远处转移者。
2. 肿瘤侵犯固有肌层者。
3. 合并心、肺、肾、脑、血液等重要脏器严重疾病者。
4. 有严重出血倾向者。
5. 病变浸润深度超过 sm1 则为 ESD 的相对禁忌证。

另外，ESD 的相对手术禁忌证还包括抬举征阴性，即在病灶基底部的黏膜下层注射盐水后局部不能形成隆起，提示病灶基底部的黏膜下层与肌层之间已有粘连，此时行 ESD 治疗发生穿孔的危险性较高。但是随着 ESD 操作技术的成熟，即使抬举征阴性也可以安全地进行 ESD。

三、结直肠早期癌及癌前病变内镜治疗的禁忌证

1. 不能取得患者同意的。
2. 不能配合者。
3. 有出于血倾向，正在使用抗凝药者。
4. 严重心肺疾病不能耐受内镜治疗者。
5. 生命体征不平稳者。
6. 有可靠证据提示肿瘤已浸润至固有肌层者。
7. 怀疑黏膜下深浸润者为内镜下治疗绝对禁忌证。
8. 肿瘤位置不利于内镜下治疗，如内镜控制不充分，在进行内镜治疗时操

作较困难，同时对出血、穿孔等并发症的应对处置也困难者，为内镜下治疗的相对禁忌证。

　　虽然 ESD 对肿瘤一次性切除率远高于 EMR，但切割和剥离过程难度很高，手术耗时相对较长，清醒状态下患者难以耐受，特别是手术过程中上消化道分泌物以及胃腔内血性液体、染色剂等易造成患者呛咳、误吸、窒息等，一般手术在全麻、气管插管的状态下进行较为安全，对于不具备开展无痛内镜检查条件的医疗单位和一般情况较差的患者，不主张开展 ESD 治疗。

（祝明论　张金峰）

参 考 文 献

［1］姚礼庆，周平红. 内镜下黏膜剥离术. 上海：复旦大学出版社，2009.

［2］程芮，李鹏. 胃内镜黏膜下剥离术围术期指南. 中国医刊，2017，52（12）：12-24.

［3］周平红，蔡明琰，姚礼庆. 消化道黏膜病变内镜黏膜下剥离术的专家共识意见. 诊断学理论与实践，2012，11（5）：531-535.

［4］北京市科委重大项目《早期胃癌治疗规范研究》专家组，柴宁莉，翟亚奇，杜晨. 早期胃癌内镜下规范化切除的专家共识意见. 中华胃肠内镜电子杂志，2018，5（2）：49-60.

［5］中华医学会消化内镜学分会肠道学组. 中国早期大肠癌内镜诊治共识意见. 中华消化内镜杂志，2008，25（12）：617-620.

［6］Tanaka S, Kashida H, Saito Y, et al. Japan Gastroenterological Endoscopy society guidelines for colorectal endoscopic submucosal dissection/endoscopic mucosal resection. Dig Endosc. 2020, 32（2）：219-239.

［7］李鹏，王拥军，陈光勇，等. 中国早期结直肠癌及癌前病变筛查与诊治共识. 中国医刊，2015，50（2）：14-30.

第三章　ESD 术前准备

发现并切除消化道早期癌与癌前病变，一直是内镜医师需要关注的焦点。与传统手术相比，消化道内镜治疗早期癌及癌前病变具有创伤小、并发症少、恢复快、费用低等优点，且疗效与外科手术相当。ESD 作为内镜下治疗消化道病变的微创手术，经过多年的发展与改进，其技术已日渐成熟，目前国际上多项指南和共识均推荐内镜下切除为早期消化道癌及癌前病变的首选治疗方式。随着消化道内镜治疗的广泛开展，部分早期癌患者因不耐受手术，经消化道内镜治疗也得到了良好的治疗效果。

第一节　签署知情同意书

ESD 患者一定要在术前签署知情同意书，知情同意书上要向患者及患者家属详细讲解 ESD 治疗的必要性、ESD 操作过程、预期疗效、可能存在的风险和并发症、术后可能存在的复发或转移风险，内容包括以下几个方面。术后可能追加外科手术，以及可以进行替代的其他治疗方案。

（一）麻醉意外　ESD 一般采用局麻或全身麻醉的方式，需要向患者交代麻醉可能存在的风险。

（二）下颌关节脱位　上消化道内镜诊疗时有可能发生。

（三）黏膜损伤与感染　包括咽喉部、消化道黏膜损伤及感染。

（四）术中或术后出血　ESD 术中及术后有可能出现出血，甚至大出血，必要时需要手术干预。

（五）食管、胃、结肠穿孔　ESD 是一种对内镜操作技术要求较高的操作和治疗方式，可能发生穿孔，必要时需要手术干预。

（六）病灶切除不完全或基底部有恶变，需进一步追加根治性手术治疗。

（七）术中及术后会发生心、肺、肝、肾等重要脏器损害，出现呼吸心脏骤停等意外。

（八）其他难以预料的并发症。

（九）患者或家属需同意以上全部内容，签署知情同意书。

第二节 明确术前诊断

ESD 术前必须进行细致的评估获取信息，以帮助判断内镜下治疗的适应证以及病灶的边界，以便评估手术风险及选择最合适的切除方式。具体包括以下几方面：

（一）组织病理学分型 主要由活检标本的病理学检查决定。

（二）病变大小 精确的术前病变大小测定比较困难，可应用活检钳等器械辅助判断，可以通过术后标本的病理学检测进行最终判断。

（三）是否伴有溃疡 检查病变有无溃疡或溃疡瘢痕。

（四）病变浸润深度 可应用白光内镜配合靛胭脂染料喷洒进行判断，此外可联合放大内镜进行辅助判断，超声内镜也可作为辅助方法。

（五）病灶边界 通常采用传统白光内镜联合色素染料喷洒或电子色素内镜来确定，大约 80% 的病变可以通过这种方式确定边界。对于未分化型病变，边缘相较于分化型更难以判断，应在病变周围进行活检并送病理学检查。当单独使用传统内镜判断边缘困难时，可联合放大内镜。

此外，术前应对患者常规行超声内镜或 CT 检查排除壁外肿大淋巴结，排除内镜治疗禁忌证。

第三节 评估患者并存疾病

ESD 前必进行凝血功能检测，如果存在导致手术风险增高的因素，应纠正后再予手术。根据抗血小板药物药代动力学特点，如术前有使用抗凝和抗血小板药物的患者，建议阿司匹林和氯吡格雷至少停用 5 天，但是对需要预防严重出血并发症的特殊病例，应按照个体化要求酌情延长停用时间。若使用华法林，需在内镜检查前至少提前 5 天停用，必要时可用低分子肝素替代治疗 2 天，最后一次使用低分子肝素的时间距离行 ESD 的时间间隔需 ≥24 小时。对于同时服用阿司匹林和华法林或达比加群酯的患者，ESD 应推迟至可停用抗血小板药为止。根据需要，可在华法林换成阿司匹林或西洛他唑，或将达比加群酯换成肝素后再行 ESD。内镜下确切止血后，可恢复使用已停用的抗凝药。恢复用药后应密切观察以防术后出血。

此外，对于高龄伴有其他内科疾病的患者，还要根据具体情况作出相应处理。

一、心血管疾病

高龄患者往往伴发心血管疾病，主要有高血压、冠心病、心律失常等，因此对于合并心血管疾病的患者，应详细了解其疾病情况，必要时术前应做 24 小时动态心电图、心脏超声、平板运动试验及心功能测定等检查，以便更快发现和处理合并的心血管疾病。对合并高血压的高龄患者，因其血管弹性差，用降压药物时应避免术前急降血压，不要求将血压降到正常范围，一般舒张压控制<100mmHg为宜，可选用温和、持久的降压药，必要时可加用氢氯噻嗪等利尿剂。对心脏功能减退者经药物治疗能控制，而且心脏代偿功能良好者，可以考虑内镜手术。对于心律失常，应依据不同情况进行相应处理，偶发的室性期前收缩一般不需特殊处理。有心房颤动伴心室率增快达 100 次/分以上者，可静脉注射去乙酰毛花苷或口服普萘洛尔，尽可能将心率控制在正常范围内。如有心动过缓，心室率在 50 次/分以下者，术前使用阿托品提高心率，必要时需安装临时起搏器。对并存心功能不全的患者应积极内科治疗，病情稳定 1 个月后方可进行内镜手术。对并存心肌梗死患者，病情至少稳定 6 个月后才能进行内镜治疗。

二、呼吸系统疾病

高龄患者伴发的呼吸系统疾病主要为慢性支气管炎、肺气肿、肺心病等，故术前应对肺功能情况进行详细了解，必要时行血气分析和肺功能测定等检查。用力呼气量（forced vital capacity，FVC）和第 1 秒用力呼气量（forced expiratory volume in second，FEV_1）的检测对肺功能的评估非常有价值。患者术前应禁烟、酒，给予祛痰解痉药物，以促进排痰，改善肺通气和换气功能。术中、术后呼吸支持需注意增加供氧，及时进行血气分析，血氧饱和度监测等对于合并哮喘患者尤其要慎重，因为麻醉和内镜检查都有可能诱发哮喘发生，可在术前预防性给予解痉平喘药物喷剂，防止术中并发哮喘或诱发哮喘。一旦诱发哮喘，必要时可静脉给予激素类药物或平喘药物维持治疗。

三、糖尿病

糖尿病是一组因胰岛素分泌绝对或相对不足以及靶组织细胞对胰岛素敏感性降低，引起糖、蛋白、脂肪、水和电解质等一系列代谢紊乱的临床综合征。糖尿病是高龄患者的常见合并症，其中不少患者为隐性糖尿病。患者在手术或应激状态下可使儿茶酚胺、胰高血糖素、类固醇激素等分泌增加，而血胰岛素水平下降，使其处于高血糖状态，防御和再生机制受到破坏，从而使患者术后并发症发生率及病死率增高，感染不易控制。因此，术前及术后控制血糖水平尤为重要，主张术前适当控制饮食和口服降糖药治疗，不应过分严格限制糖摄入量，术前3 天左右使用或改用正规胰岛素餐前半小时皮下注射或静脉滴注，以明确机体对胰岛素的敏感性和血糖波动范围，为术中、术后使用胰岛素的剂量提供参考。血糖水平一般控制在 6.6～8.9mmol/L、尿糖维持（−或+/−）、尿酮（−）较为安全，不必强求血糖降至正常或尿糖阴性。糖尿病患者的手术时间最好能安排于每天早晨，以缩短术前禁食时间，避免体内酮体生成。对于依赖胰岛素注射且禁食的糖尿病患者应严加监测血糖水平，一般认为，血糖水平控制在 10mmol/L 以下进行内镜手术还是比较安全的。

四、并存肝、肾功能不全的处理

高龄患者肝、肾功能不全也较常见。因此，术前应常规检查乙型肝炎、肝功能、凝血酶原时间、尿常规、血肌酐及尿素氮等。若肝功能异常，应给予护肝治疗，尽可能避免使用具有肝脏毒性的药物。有腹水的患者可使用人血白蛋白、利尿剂等消除腹水，同时加强营养支持，促进蛋白合成，使肝功能达到 Child-Pugh 分级 A 级，并稳定 1 周以上再进行内镜治疗。并存肾功能不全的患者若尿素氮<15mmol/L，24 小时内生肌生肌酐清除>50ml/min，内镜治疗相对安全，但仍需注意尽可能避免使用具有肾脏毒性的药物，术中、术后需留置导尿管和中心静脉导管，动态监测尿量和中心静脉压的变化，及时调整输液量。

第四节　胃肠道准备

一、胃术前准备

1. 详细了解病史是医师的职责，了解病史可以使操作者做到心中有数，应特别注意有无禁忌证及麻醉药物过敏史，测血压、脉搏、呼吸，发现异常及时处理，如有义齿，应在检查前取下，以防脱落发生窒息。

2. 检查前 1 天禁止吸烟，以免因咳嗽影响插管，还可减少胃酸分泌，便于观察。

3. 检查前患者应禁食 6~8 小时，禁水>4 小时，有幽门梗阻或不全梗阻症状的患者应延长禁食、禁水时间。

4. 检查前应取得知情同意，并向患者做好解释工作，消除患者的恐惧感，嘱其平静呼吸，不要吞咽唾液，避免不必要的恶心反应。

5. 检查前 10~20 分钟可给予患者黏液祛除剂（链酶蛋白酶）及祛泡剂（西甲硅油）口服，以清除上消化道内黏液与气泡，改善视野，提高微小病变的检出率。

6. 检查前 5 分钟给予 1%盐酸达克罗宁胶浆或 1%利卡因胶浆 5~10ml 含服，或咽部喷雾麻醉。有条件的医疗机构可在麻醉师配合下使用静脉镇静或麻醉，以提高受检者内镜检查的接受度。

二、肠道术前准备

（一）饮食控制　镜检前 1 天进食面条、粥等少渣、半流质饮食，禁食水果、蔬菜等粗纤维食品，确保排便通畅。检查当天禁食，若禁食期间患者有低血糖反应出现，可于检查前4~6小时口服糖盐水预防低血糖。

（二）特殊人群服药注意事项　高血压患者肠道准备期间规律口服药物，实时监测血压变化，口服血管紧张素转换酶抑制剂类药物行降压治疗者需提前调整降压方案；采用血管紧张素转换酶抑制剂类药物治疗其他疾病者服用肠道清洁剂当天停药，检查3天后恢复用药；接受胰岛素或降糖药口服治疗的糖尿病患者应实时监测血糖变化，检查当天适当调整或暂停降糖方案，预防低血糖；口服非甾体抗炎药患者检查当天及检查3天后停药；口服利尿剂患者检查当天停药。

（三）具体措施　患者均于检查前1天晚6点时口服复方聚乙二醇电解质溶液1~2L，每10分钟服用250ml，于1~2小时内服完；检查当天早晨口服复方聚乙二醇电解质溶液1~2L，每10分钟服用250ml，于1~2小时内服完。服药过程中若出现恶心、腹胀等不适，可暂停服药，或适当减慢服药速度，待症状消失或缓解后继续服药。若患者镜检前2小时仍未排出清水样便，则行生理盐水灌肠1次。若末次粪便性状为清水样便，属合格肠道准备，可移至内镜室接受镜检。

（四）参照标准　参照中华医学会消化内镜学分会制定的《中国消化内镜诊疗相关肠道准备指南（草案）》判断肠道清洁效果，分为4个等级：①优：镜检时肠道清洁理想，视野及解剖结构清晰，肠液清亮，肠腔内无粪便、粪渣残留；②良：肠道清洁尚可，仅于一段结肠内发现少量粪水，进镜窥视基本不受影响；③一般：肠道各段内伴间断中量粪水，吸引、体位变换后可窥视结肠段；④差：肠道不清洁，粪量稀或浊水出现，进镜检查不能顺利进行。优良率＝（优+良）/例数×100%。

（祝明论　徐　丹）

参 考 文 献

［1］ Meng FS，Zhang ZH，Wang YM，et al. Comparison of endoscopic resection and gastrectomy for the treatment of early Gastric Cancer：a meta-analysis. Surg Endosc，2016，30（9）：3673-3683.

［2］ 中华医学会消化内镜学分会，中国抗癌协会肿瘤内镜学专业委员会. 中国早期胃癌筛查及内镜诊治共识意见. 中华消化内镜杂志，2014，31（7）：361-377.

［3］ Japanese Gastric Cancer Association. Japanese gastric cancer treatment guidelines. Gastric Cancer，2017，20（1）：1-19.

［4］ NCCN. Clinical Practice Guidelines in Oncology：Gastric Cancer［EB/OL］.［2017-10-28］. http://www.nccn.org/Professionals/Physician-gis/default.aspx.

［5］ Ono H，Yao K，Fujishiro M，et al. Guidelines for endoscopic submucosal dissection and endoscopic mucosal resection for early gastric cancer. Dig Endosc，2016，28（1）：3-15.

［6］ Pimentel-Nunes P，Dinis-Ribeiro M，Ponchon T，et al. Endoscopic submucosal dissection：European Society of Gastrointestinal Endoscopy（ESGE）Guideline. Endoscopy，2015，47（9）：829-854.

［7］ 程芮，李鹏. 胃内镜黏膜下剥离术围术期指南. 中国医刊，2017，52（12）：12-24.

［8］ Kikuchi D，Iizuka T，Hoteya S，et al. Usefulness of endoscopic ultrasound for the prediction of intraoperative bleeding of endoscopic submucosal dissection for gastric neoplasms. J Gastroenterol Hepatol，2011，26（1）：68-72.

［9］ Yao K，Nagahama T，Matsui T，et al. Detection and characterization of early Gastric Cancer for curative endoscopic submucosal dissection. Dig Endosc，2013，25：44-54.

［10］ Zhou Y，Li XB. Endoscopic prediction of tumor margin and invasive depth in early Gastric Cancer. J Dig Dis，2015，16（6）：303-310.

［11］ 姚礼庆，周平红. 内镜下黏膜剥离术. 上海：复旦大学出版社，2009.

［12］ 常虹. 电子胃镜检查术的护理配合. 中华医学会继续教育部. 全国医学发展中护理新理论、新进展研讨会暨护理管理、临床教学与心理护理学术交流会论文集，2011：112-113.

［13］ 张静，顾志菊. 老年慢性功能性便秘肠镜检查中不同肠道准备方式的效果比较. 现代消化及介入诊疗，2019，24（11）：1307-1311.

［14］ 杜奕奇，汪鹏，王邦茂，等. 中国消化内镜诊疗相关肠道准备指南（草案）. 中国实用内科杂志，2013，33（9）：705-707.

第四章　ESD 的基本操作步骤

第一节　ESD 器械及药物准备

一、内镜系统

在前期准备中需要借助超声内镜帮助判断病变的范围和深度，相关内容请参考有关资料，此处不再赘述。

考虑到内镜在 ESD 手术过程中的作用，在选择内镜时需要考虑如下几方面：

1. 在病变范围的确认和治疗中推荐使用高品质内镜，这种内镜不仅可使视野更清晰，而且配有窄带成像（NBI）、蓝激光成像技术（BLI）或联动成像模式（LCI）等图像处理技术，能够更准确地识别并判断病变范围。

2. 由于目前高频刀等处理工具外径在 2.6mm 左右，如使用钳道内径为 2.8mm 左右的内镜会造成吸引不充分进而严重影响操作，所以建议使用钳道内径为 3.2mm 或双通道内镜进行操作。

3. 为便于术中清理黏液，鉴定出血点和清理手术视野，建议选用的内镜带有副送水功能。目前多数内镜厂家均提供附带注水功能的内镜（Olympus 的 GIF-Q260J、GIF-1TQ160，Fujifilm 的 EG-450RD5 以及 Pentax 的 EG29-ilON 和 EG-2990K from）。

4. 考虑到部分患者在非麻醉状态下操作，为减少患者痛苦，尽量选择内镜的插入部外径稍细的更好。

二、高频电发生器和氩离子凝固器

ESD 电切系统包括高频电发生器、氩离子流凝固器、氩气瓶、供水装置、脚踏板和推车等组成（图 1-4-1）。其中高频电发生器和氩离子流凝固器属于核心装置。

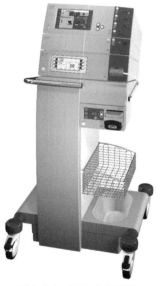

图 1-4-1　ESD 电切系统

三、常用刀具

电刀是完成 ESD 操作最关键的设备。随着 ESD 技术的发展，各种电刀在 ESD 中广泛使用，在使用过程中每一种电刀均有其优缺点。目前根据电刀头端是否带有绝缘头可分为带绝缘头电刀和无绝缘头电刀。无绝缘头电刀可以分为针刀类、勾刀类，带绝缘头可以分为 IT 刀类、高频钳子类。各种刀具如图 1-4-2 所示，各种刀具的使用特点包括：

1. 针状刀 是最早用于 ESD 操作的电刀，它可用来进行标记、环周切开及黏膜下剥离，也可以用于黏膜下层有纤维化时的剥离。但由于针状刀末端尖锐，在进行与病变垂直方向剥离时容易导致穿孔，因此针状刀操作时要非常仔细，最好是有经验的医师来使用针状刀。

2. Flex 刀 末端呈圈套形，并且外鞘较软，外鞘末端略膨大，可以防止刀身过深地进入黏膜下层，防止穿孔，但是切开的力度也稍差。一方面刀头的突出长度可以自由控制；另一方面，在切开、剥离过程中也会出现刀长度突然改变的情况。因为 Flex 刀的刀尖是环状，粗而柔软，所以比其他高频刀更容易被血液或组织附着而变焦，从而影响切割效果，在操作过程中应及时清理头端的污秽物，保证使用效果。

3. Hook 刀 与针状刀类似，但其末端弯曲呈钩状，可以勾住要切割的组织。先端钩子还可以转动，但是角度钮打得过大时，钩刀的转动比较困难，需要技术熟练者使用。Hook 刀有背侧切、钩切、臂切三种切开方法，可以用于 ESD 操作的各个步骤，特别是当有黏膜下纤维化时，使用 Hook 刀具有一定优势。

4. 三角刀 尖端有一个三角形的小型金属盘，可以勾住需切割的组织，该刀也用于 ESD 操作的各个步骤。

5. Dual 刀 头端呈半球形，非常容易钩住组织，末端伸出长度固定，可以防止刀头长度的突然变化，膨大的末端电荷数减少，可以防止切割过程中的出血。该刀有伸出状态和收纳状态，在收纳状态时可以用于标记。此外刀鞘的外径细，操作过程中内镜的吸引性能非常好。

6. Flush 刀 是日本 Fujifilm 公司的产品，其配备了注水功能，在治疗时可以冲洗掉刀头上附着的组织碎片。在剥离过程中，还可以进行黏膜下注射以抬起病灶，不需要更换注射针。另外在 ESD 操作时，注水功能还可以快速清洁创面，易于寻找出血点。该公司又推出了 Flush BT 刀，该刀头为球形，由于球形刀头设计可以更容易勾住组织，刀头钝圆，切割时不容易出血。

7. 海博刀 是 ERBE 公司生产的用于 ESD 手术的电刀。这种电刀的最大特点是针形刀头具有注水功能，应用选择性组织隆起技术，直接注入黏膜下层形成水垫，而不需要将刀尖刺入黏膜下层。该系统集染色、标记、黏膜隆起、黏膜切开、切圆、黏膜下层剥离、冲洗、止血 8 大功能于一身。

8. IT 刀 其系列是最早用于 ESD 的切开刀,其顶端具有一个绝缘头,可防止过深切割造成的穿孔。第一代 IT 刀横向、竖直时切开和剥离比较困难,需要熟练掌握镜子转动等技巧才能顺利完成切割。第二代 IT 刀头部使用向 3 个方向放射状的电极,使得横向以及竖直方向的切开和剥离都变得比较容易,但是用力摁压容易造成穿孔,这一点在操作时须注意。最新一代 IT 刀 IT nano 绝缘帽变小,在绝缘帽背部是盘形电极,非常适合在壁较薄的结肠病变中使用。

9. B 刀 是一种双极电刀,其刀头端为球形,顶端无电流,降低了穿孔风险,非常适用于结肠等管壁菲薄处病灶的 ESD 治疗。与 Flex 刀相同,刀头长度可以在 0~3 mm 范围内自由调整,但是切开、剥离过程中也有长度变化的危险性。

随着 ESD 技术的广泛应用,有关 ESD 的高频刀也不断开发应用。每种切开刀都有不同的优缺点,最重要的是要充分理解各个设备的特性,在安全的基础上实施 ESD。

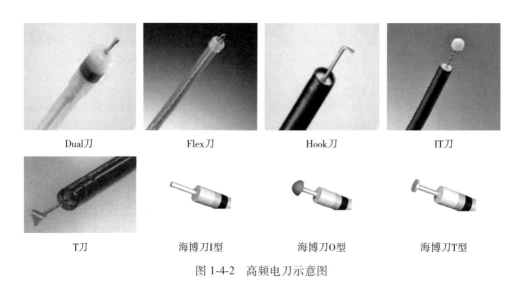

| Dual刀 | Flex刀 | Hook刀 | IT刀 |

T刀　　海博刀I型　　海博刀O型　　海博刀T型

图 1-4-2　高频电刀示意图

四、其他工具

(一)注射针 在术中使用注射针向黏膜下层注射,并使病灶隆起以便于后续操作。

(二)热凝钳 主要用于术中和术后止血治疗。

(三)止血夹 术中通过 APC 或电凝止血无效时,建议用金属夹夹闭出血点进行止血。另外,也可以用于创面封闭和穿孔的处理。

(四)内镜先端帽 内镜先端帽的主要作用是在进行黏膜下切开剥离时,可以深入黏膜下层，保持良好的视野，使黏膜下剥离更加快速和安全。先端帽有透明帽和不透明帽两种。目前应用较多的是透明帽。过去使用的透明帽多数无排水槽，所以透明帽有容易存水的缺点。现在出现了带有侧孔的可排水透明帽。

（五）内镜供水系统　内镜供水系统连接内镜的副送水管道或带冲洗功能的高频电刀，可以方便地进行术中冲洗，清洁视野，寻找出血点（图1-4-3）。

（六）二氧化碳泵　由于体内二氧化碳弥散和吸收较空气快，在经 ESD 治疗中常规使用二氧化碳灌注，术后患者腹胀症状较轻且恢复快。一旦发生皮下气肿、气胸或气腹，气体可被很快吸收。建议开展 ESD 的科室配置二氧化碳泵。

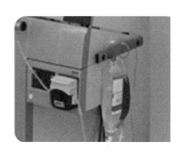

图1-4-3　内镜供水系统

五、黏膜下层局部注射药物

理想的黏膜下层局部注射药物具有以下特点：①注射后能长时间充分维持黏膜下层的隆起；②无毒并且组织伤害小，不影响病理诊断；③易于获取且价格低廉；④安全性高且易于保存和注射。

代表性的局部注射药物包括等渗溶液和高渗溶液。等渗溶液有 0.9% 生理盐水、透明质酸制剂；高渗溶液包括 20% 或 50% 高渗葡萄糖溶液、3.8% 高渗生理盐水、甘油果糖注射液等。

局部注射使用高渗溶液能获得比生理盐水更好的黏膜下隆起和止血功能。但有研究表明，黏膜下层中注射高渗生理盐水和高渗葡萄糖溶液后会有明显的组织损伤。而由 10% 甘油、5% 果糖、0.9% 氯化钠组成的甘油果糖注射液在试验中几乎不造成组织损伤，在任何时候都能保持较大程度的黏膜隆起。

透明质酸是在结缔组织中发现的一种糖胺聚糖，具有无毒、无抗原性和较少组织损伤的特性。透明质酸作为黏膜下注射媒介的有效性已在动物实验中得到验证。透明质酸作为较为理想的黏膜下注射媒介，存在 3 个缺点：①成本高，价格较昂贵；②保存条件要求高；③本身较高的黏稠度需要稀释成合适的浓度再行黏膜下注射。较昂贵的成本是限制其临床应用的最大缺点，应用不同液体对其进行稀释溶解，有利于降低使用成本和延长保存时间。

理想的黏膜下注射媒介的选择是 ESD 成功的保障之一。随着 ESD 技术在临床的广泛开展和应用，为使 ESD 技术更加安全和高效，迫切需要寻找更为理想的黏膜下注射媒介。传统黏膜下注射媒介均存在不足之处。各种新型物质黏膜下注射的动物实验性应用给予我们很多新的发现及认识。新型的黏膜下注射剂有二氧化碳气体、海藻酸钠、弹性聚合物（elastomerie polymer，iDEEp）、光交联壳聚糖水凝胶等。随着新型材料的不断试验和临床应用，相信将来必会有理想的材料满足 ESD 黏膜下注射的治疗需求。

第二节 ESD 基本步骤及操作要点

ESD 操作前顺序进行常规内镜检查，了解病灶的部位、大小、形态，结合染色和放大内镜检查，确定病灶的范围、性质和浸润深度，明确病变是否是 ESD 的适应证，并做好相应术前准备。病变位于上消化道的患者一般采用全身经脉麻醉；病变位于下消化道且操作时间短的患者，可以不麻醉或只给予适当镇静，便于在术中变换体位。

一、麻醉管理

ESD 属于操作时间较长、操作复杂的内镜诊疗技术，建议采用麻醉方式进行手术。

（一）麻醉前评估　麻醉前评估主要包括 3 个方面：病史、体格检查和实验室检查。重点判别患者是否存在困难气道；是否存在未控制的高血压、心律失常和心力衰竭等可能导致围术期严重心血管事件的情况；是否有阻塞性睡眠呼吸暂停、急性上呼吸道感染、肥胖、哮喘、吸烟和未禁食等可能导致围术期严重呼吸系统事件的情况；是否有胃肠道潴留、活动性出血、反流或梗阻等可能导致反流误吸的情况。

（二）麻醉前准备　一般患者应在术前禁水至少 8 小时，术前禁水至少 2 小时。可于术前 30 分钟按需服用适量的黏膜清洁液，以改善手术视野。如患者存在胃排空功能障碍或胃潴留，应适当延长禁食和禁水时间，必要时行气管插管以保护气道。

（三）麻醉实施　根据检查类别摆放好体位，连接监护设备，充分给氧，开放静脉通道，并记录患者生命体征。根据诊疗目的和麻醉深度的需求，麻醉科医师按具体情况选择具体用药，常用药物有咪达唑仑、丙泊酚、芬太尼、舒芬太尼、依托咪酯等。

（四）术中及恢复期监护　麻醉中及恢复期患者生命体征监测是消化内镜麻醉中的重要环节。常规监测应包括：心电、呼吸、血压、心率和脉搏氧饱和度；气管插管（包括喉罩）全身麻醉宜常规监测呼气末二氧化碳分压。

（五）麻醉后恢复　ESD 术后患者均需进入麻醉恢复室，继续监测生命体征，及时发现 ESD 相关并发症及麻醉相关并发症并积极处理。麻醉恢复室应配备专业的麻醉科护士，协助麻醉医师负责病情监护与记录以及处理。观察患者血压、心率、呼吸、脉搏氧饱和度和神志状态，以及有无恶心、呕吐等并发症。严密监护，确保不发生坠床。

（六）ESD 麻醉医师与内镜医师合作要点 病灶的部位、大小、浸润深度和操作者熟练程度均会影响穿孔和出血等并发症的发生率，麻醉医师和内镜医师需密切配合、及时沟通。一旦穿孔，内镜医师应及时告知麻醉医师。当术中气道压突然升高、呼气末二氧化碳分压显著变化时，麻醉医师也应提醒内镜医师穿孔可能，必要时停止或减缓注气，封闭穿孔。术中出血且量较多，一时难以止血时，内镜医师也应及时告知麻醉医师，尤其是在镇静麻醉时，以便麻醉医师及时气管插管控制气道，避免误吸。同时，内镜医师应及时与麻醉医师沟通手术进程，便于麻醉医师调整用药，加速患者周转。

二、基本操作步骤

ESD 的步骤通常分为标记、抬起（黏膜下注射）、切开、剥离和创面处理5 步（图 1-4-4）。

（一）标记（marking） ESD 操作的最基本要求是对病灶进行正确的标记，以便后续完整切除病灶。对于边缘较为清晰的扁平病变可应用各种 ESD 的治疗器械直接进行电凝标记；而对于边界欠清的病变则可结合染色技术（如 1.5% Lugol 液）或在窄带成像（NBI）观察下确定肿瘤范围后再行标记。与上消化道肿瘤不同，结肠肿瘤在背景黏膜上不伴有炎症，肿瘤、非肿瘤的界线比较明了，为此，一般可以省略切开前的标记。

根据操作需要选择不同的高频刀，于病灶边缘外 3~5mm 处进行全周性电凝标记，每一标记间隔约 2mm。将病变部位置于 6 点钟方向上更便于操作。由于食管和结肠黏膜层较薄，电凝功率宜小，通电时间不宜过长，以免伤及肌层。

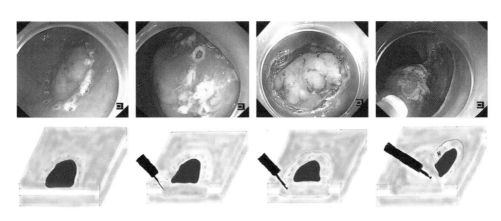

图 1-4-4　ESD 基本步骤示意图

切记，在切除标本的口侧或肛侧进行可以判别的标记，会便于切除后标本的整理。

（二）黏膜下注射（submucosal injection） 在靠近标记的外侧部刺入注射针，于病灶边缘标记点外侧进行多点黏膜下注射，将病灶抬起，从而与固有肌层保持距离，有利于 ESD 完整地切除病灶，而不容易损伤固有肌层，减少穿孔和出血等并发症的发生。另外，ESD 治疗的目的在于通过正确的病理学诊断，确保能在黏膜肌层附近及黏膜下层做脉管侵袭、低分化倾向、深部浸润距离的评价。对于切除标本，要求局部注射药物注入后能充分保留于黏膜下层，且尽可能对局部组织的损伤更小。

局部注射液可以使用生理盐水或甘油果糖 200ml＋肾上腺素 1mg（肾上腺素浓度约为 0.005%），混入适量靛胭脂。也可使用能够更好形成隆起的稀释透明质酸溶液，尤其在局部组织已有纤维化的情况下，能够得到更好的切开效果。如果计划使用透明质酸进行黏膜下注射，建议注射前先少量注射甘油果糖确认起始隆起点后在此处注射透明质酸溶液。

在 ESD 的局部注射药物中添加肾上腺素主要是作为术中出血的对策之一，但近年来对其实用性有争议。在使用过程中应注意，此药会造成高血压患者一过性血压升高，所以此类病患要减量或不使用。

一般每处注入的药液量在 1~2ml，不宜过量，尤其是在食管、幽门等比较狭窄的部位，局部注射量过多会导致管腔闭锁，从而导致处理困难。

（三）切开（incision） 顺利切开病灶边缘是 ESD 治疗的关键。一般先行预切开，而后行黏膜全周切开。首先，预切开的部位一般为病变的远侧端。因为在食管等空间有限的部位无法进行翻转操作，如果从近端开始切开，则操作过程中很难确认切开进行的程度，从而使得远侧的处理会非常困难。操作时使用选定的高频刀在标记外侧 5mm 左右进行 1~2mm 程度的小切开，使高频刀能够插入黏膜下。由于针状刀的先端不绝缘，在用针状刀进行预切开时要特别注意防止穿孔。预切开后，沿标记点或标记点外侧缘切开病变周围部分黏膜，再深入切开处黏膜下层切开周围全部黏膜（常用 Endocut 模式进行间歇性通电）。如局部切除困难，在空间足够的前提下可使用翻转内镜的方法。此时，切开深度要足够使黏膜下层的结缔组织显露出来，否则会造成黏膜下层的切开和剥离困难。切开过程中一旦发生出血，需暂停操作，应冲洗创面明确出血点后电凝止血。

（四）黏膜下剥离（submucosal dissection） 在进行剥离前，要判断病灶的抬举情况。随着时间的延长，黏膜下注射的液体会被逐渐吸收，必要时应追加进行黏膜下注射，术中反复黏膜下注射可以维持病灶的充分抬举。按照病灶具体情况选择合适的治疗内镜和附件。在剥离过程中，如肿瘤暴露始终很困难，视野不清，可利用透明帽推开黏膜下层结缔组织，以便更好地显露剥离视野。

根据不同的病变部位和术者的操作习惯，选择不同的刀具进行黏膜下剥离。剥离中可以通过拉镜或旋镜沿病变基底切线方向进行剥离，需平行于管壁加力，这对减少穿孔的发生至关重要。还可以根据不同需要而改变体位，利用重力影响，使病变组织受到自重牵引垂挂，避免浸没于水中，改善 ESD 的操作视野，便于切开及剥离。近年来越来越多的术者采用牙线、止血夹、磁珠等方法牵引病灶，为剥离操作带来了极大的便利，详见本书后续章节。

ESD 过程中不可避免地会出现术中出血。预防出血比止血更关键，我们应有意识地预防出血，应及时发现裸露血管并处理。对于较小黏膜下层血管，应用高频刀或氩离子血浆凝固术（argon plasma coagulation，APC）直接电凝；而对于较粗的血管，用热活检钳钳夹后电凝血管。对于术中出血，应暂停剥离操作并及时冲洗创面，保持视野清晰对发现出血点至关重要，必要时还可以通过改变体位获得更好的视野。明确出血点后便可以使用高频刀、热凝钳甚至止血夹等进行止血。

（五）创面处理（wound management）　包括创面血管处理及边缘检查。病变剥离后，创面上所有可见血管需进行预防性止血处理，对于可能发生渗血部位以止血钳、热凝钳、APC 等治疗，必要时金属夹夹闭。对于局部剥离较深或肌层有裂隙者，应行金属夹夹闭以防止穿孔。

出血和穿孔是 ESD 治疗的主要并发症，具体处置请见本书相关章节。

三、操作注意事项

ESD 在切割和剥离的过程中运用的器械难度很高，手术耗时相对较长，清醒状态下患者难以耐受，特别是手术过程中上消化道分泌物及术中胃腔内的血性液体、染色剂等液体容易造成患者呛咳、误吸、窒息等意外情况的发生，一般手术在全麻气管插管的状态下进行比较安全可靠，对于不具备以上麻醉要求的医疗机构不主张开展 ESD 治疗。

来源于黏膜层、黏膜肌层及黏膜下层的病灶均可完整剥离。通常以下两种情况较难剥离：①异位胰腺，位于黏膜下层，但往往与固有肌层紧密结合，剥离较为困难；②EMR 术后复发患者，黏膜下层形成大量瘢痕组织，同样不易剥离。

胃黏膜病变 ESD 治疗相对容易掌握，直肠病变次之，食管和结肠黏膜病变 ESD 治疗最难。胃的不同部位操作难度也不同，胃窦最容易，胃体难度适中，胃底穹隆部最难；小弯侧最容易，前后壁适中，大弯侧最难。病变越大越难操作，有瘢痕形成的病变更难。初学者应该从易到难逐级训练。

四、术后处理

（一）病理标本　切除的病灶标本应用大头针固定四周，测量病灶最大长径

和与之垂直的短径，4%甲醛固定后送病理
检查，确定病变性质及病灶切缘和基底有
无病变累及（图1-4-5）。

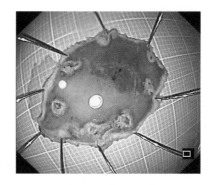

图1-4-5 标本固定

（二）饮食 饮食患者术后第1天禁
食，常规补液并予质子泵抑制剂、黏膜保
护剂治疗，观察腹部体征，必要时胃肠减
压，观察有无消化道出血并加用抗生素和
止血药。术后第2天如无出血、腹痛，可
适当进流质饮食，术后第3天进软食，出
现迟发性出血可以在内镜下紧急止血。

（三）随访 术后第6、第12个月内镜随访，以了解溃疡愈合情况、金属夹
是否脱落，并在术后瘢痕处进行活检以了解病灶有无复发。一般通过8周的质子
泵抑制剂治疗，ESD术后较大的溃疡创面基本都能愈合。

（四）围术期用药 胃ESD围术期用药的目的是：为术者提供最佳的手术操
作环境、保障操作安全、防治并发症、促进溃疡愈合。用药种类主要包括祛泡
剂、黏液祛除剂、解痉剂、抑酸剂、黏膜保护剂、抗菌药物等。

1. 优化操作环境及条件用药

（1）祛泡剂和黏液祛除剂：祛泡剂和黏液祛除剂可改善胃ESD手术视野，
推荐常规使用。可将2万U的链霉蛋白酶、80mg二甲硅油或80mg二甲硅油和
1g碳酸氢钠加入50~100ml饮用水（20~40℃）中，振摇混悬后在操作前10~
30分口服。服用药物后变换体位可有助于最佳效用的发挥。对于行镇静/麻醉
ESD者，可按需服用<50 ml的黏膜清洁剂。

（2）解痉剂：建议使用解痉药维持相对稳定的内镜操作环境。术前3分钟给
予丁溴东莨菪碱10~20mg缓慢静脉注射，可有效抑制胃肠蠕动，如操作时间长，
可追加给药。伴严重心脏病、胃肠道机械性狭窄、重症肌无力、青光眼、前列腺
增生的患者禁用。

2. 预防术后并发症用药

（1）抑酸剂：质子泵抑制剂（proton pump inhibitor，PPI）是胃ESD术后预防
出血和促进人工溃疡愈合的首选药物。目前研究大多建议从手术当天起静脉应用
PPI（如泮托拉唑40 mg，每12小时1次），2~3天后改为口服标准剂量PPI（如泮
托拉唑40mg，每日1次），早餐前半小时服药，疗程4~8周。操作时间长、剥离范
围大、病变位于胃中下2/3、使用与胃损伤/出血潜在相关的药物等为胃ESD术后
迟发出血的危险因素，伴有上述危险因素的患者建议采用8周PPI疗程。H_2受体阻
断剂预防胃ESD术后迟发出血和促进人工溃疡愈合的效果不及PPI。

（2）抗酸药及胃黏膜保护剂：①抗酸药：包括氢氧化铝、碳酸镁等，具有中和胃酸作用，若用于术后并发症的预防，建议与抑酸药（如 PPI）联合应用；②胃黏膜保护剂：胃黏膜保护剂与 PPI 联用有一定协同作用，可改善术后溃疡愈合质量，提高愈合率，有条件者可以选用，尤其是伴延迟愈合危险因素的患者建议使用，如口服瑞巴派特（每次 100mg，每日 3 次）联合 PPI。国内常用的硫糖铝混悬液也有一定疗效。

（3）止血药物：对胃 ESD 术后出血的预防和治疗作用尚未证实，部分药物有致血栓风险，不推荐作为一线药物使用。对无凝血功能障碍的患者，避免滥用此类药物；对有血栓栓塞风险或服用抗栓药物的患者应慎用或禁用。

（4）手术期抗菌药物：①不推荐胃 ESD 围术期常规预防性使用抗菌药物；②建议对于术前评估切除范围大、操作时间长、消化道穿孔高危患者以及高龄、伴有糖尿病、免疫功能低下（尤其是接受器官移植者）、营养不良等感染高危因素者，可考虑预防性使用抗菌药物。术后用药总时间一般不应超过 72 小时；③参照卫生部抗菌药物使用原则，围术期建议选用第一代或第二代头孢菌素，酌情加用硝基咪唑类药物。

3. 术后迟发性出血辅助用药　胃 ESD 术后迟发性出血首选内镜下止血。另外，推荐大剂量静脉应用 PPI，以迅速提高胃内 pH 值达 6 以上，促进血小板聚集和防止血凝块溶解，有利于止血和预防再出血，适用于大量出血患者。

4. 围术期根除幽门螺杆菌（Hp）治疗　接受 ESD 治疗的早期胃癌患者，推荐根除 Hp 以预防异时癌发生。根除 Hp 对接受胃 ESD 治疗的患者预防胃癌也是有益的。

5. 特殊人群的围术期用药　服用抗栓药物患者的围术期用药调整。抗栓药物包括抗血小板药物和抗凝药物。常见的抗血小板药物主要包括阿司匹林、噻吩吡啶类（如氯吡格雷）等；常用抗凝药物包括华法林、达比加群酯等。服用抗栓药物的患者围术期用药调整必须权衡出血和血栓栓塞的风险。胃 ESD 属高危出血风险的操作，内镜医师需了解血栓风险，在充分评估胃 ESD 的紧迫性、患者发生血栓栓塞和出血的风险后，制订手术计划和抗栓药物的调整方案。高危血栓栓塞风险患者的围术期抗栓用药调整需要多学科（心血管科、神经科、血液科和消化内镜科等）会诊，选择优化治疗策略，决策须充分个体化。低危血栓栓塞风险患者行胃 ESD，建议临时停用抗栓药物。服用抗血小板药物者术前应至少停用 5 天。服用华法林者，一般术前停用 5 天，并使国际标准化比值（international normalized ratio，INR）降至 1.5 以下。

停用抗栓药物时间过长的患者血栓栓塞风险升高，胃 ESD 术后当确定止血后应尽快恢复原抗栓方案。根据术中出血和止血情况，在术后 12~24 小时恢复抗栓治疗。评估有出血风险高的患者，可酌情延迟到术后 48~72 小时恢复抗栓治疗。恢复抗栓治疗后，应继续密切监测出血征象。

另外，老年人、肝硬化和慢性肾脏疾病患者需要充分评估个体风险采取相应预防措施。

（尹逊海）

参 考 文 献

［1］张澍田. 电子内镜 BLI 及 CLI 技术原理. 消化道早癌蓝激光成像技术诊断图谱. 北京：人民卫生出版社，2017.

［2］刘枫，李兆申. 内镜黏膜下剥离术治疗器械的发展现状. 中华消化内镜杂志，2012，29（12）：661-664.

［3］Fujishiro M，Yahagi N，Kashimura K，et. al. Comparison of various submucosal injection solutions for maintaining mucosal elevation during endoscopic mucosal resection. Endoscopy 2004，36：579-583.

［4］Akagi T，Yasuda K，Tima M，et. al. Sodium alginate as an ideal submucosal injection material for endoscopic submucosal resection preliminary experimental and clinical study. Gastrointest Endosc，2011，74（5）：1026-1032.

［5］Tran T，Palmer M，Tang SJ，et. al. Injectable drug-eluting elastomeric polymer：a novel submucosal injection material. Gastrointest Endosc，2012，75（5）：1092-1097.

［6］中华医学会消化内镜学分会麻醉协作组. 常见消化内镜手术麻醉管理专家共识. 中华消化内镜杂志，2019，36（1）：9-19.

［7］周平红，蔡明琰，姚礼庆（整理）. 消化道黏膜病变内镜黏膜下剥离术治疗专家共识. 中华胃肠外科杂志，2012，15（10）：1083-1086.

［8］周平红，姚礼庆. 消化内镜切除术. 上海：复旦大学出版社，2012.

［9］日本消化内镜学会，汪旭（译）. 消化内镜指南. 第 3 版. 沈阳：辽宁科学技术出版社，2014.

［10］中华医学会消化内镜学分会. 胃黏膜病变内镜黏膜下剥离术围手术期用药专家建议. 中华内科杂志. 2015，54（10）：905-908.

第五章　ESD 术后处理

第一节　ESD 术后麻醉复苏

ESD 与传统的内镜或无痛内镜比较，所需时间长，手术刺激大，术中患者配合非常重要，因此大多数需要静脉全身麻醉或气管插管全身麻醉。选取何种形式的麻醉，应综合考虑患者一般状态、基础疾病、ESD 病灶大小、手术难易程度、手术时间，以及长时间静脉麻醉所产生循环、呼吸管理的不稳定性等多种因素。对一般的手术时间预计较短（30 分钟以内）的结直肠病变，可采用静脉麻醉。对于同时患有循环、呼吸等并发症高风险的结直肠 ESD 病例，以及预计手术时间较长（超过 30 分钟）的上消化道病例，特别是对于学习阶段的手术医师，建议采用气管插管全身麻醉。气管插管全身麻醉条件下施行 ESD 可以确保手术安全，提高切除率，减小医患双方的风险，但是必须有专业的麻醉医师在场，且重视术后麻醉复苏的管理。

麻醉患者的复苏建议由麻醉专科医师照看，密切监测生命体征，待患者意识清醒后方可拔出气管插管，拔管后，患者仍需持续吸氧，监测氧饱和度、心率和血压应持续 4~6 小时，对病情有变化的术后患者监测时间需延长。

ESD 术后建议禁食，第 1 天继续监测生命体征的变化，行血常规等实验室检查，以及胸部、腹部 X 线检查，如无异常，术后第 2 天进流食或软食，逐渐过渡到正常饮食。如有感染、穿孔、出血等并发症出现，可适当延长禁食水时间。

第二节　ESD 术后药物治疗

一、抑酸药

上消化道 ESD 术后患者应用质子泵抑制剂（proton pump inhibitor，PPI）对于促进创面愈合、预防出血及发生出血的患者均有治疗效果，尤其对于胃 ESD 术后人工溃疡或人造溃疡创面的愈合，减少迟发性出血的出现效果更佳。研究证实，PPI 在减少胃 ESD 术后迟发出血和促进医源性溃疡愈合方面效果优于 H_2 受体阻断剂，并且 ESD 术后 PPI 的用法类似消化性溃疡的治疗。

二、胃黏膜保护剂

胃黏膜保护剂与 PPI 联用对于上消化道 ESD 术后的患者有一定协同治疗作用。多项研究显示，ESD 术后 PPI 联合胃黏膜保护剂治疗的医源性溃疡愈合率显著高于单用 PPI，且无论是治疗 4 周还是 8 周，PPI 联合胃黏膜保护剂的溃疡愈合率均显著高于单用 PPI。

三、抗菌药物

有研究显示，胃 ESD 后出现菌血症的风险低，而且是一过性，因此不推荐胃 ESD 围术期常规预防性使用抗菌药物。对于术前评估 ESD 范围大、操作时间长，可能引起消化道穿孔者，特别是结直肠病变的 ESD，可以考虑治疗前开始预防性应用抗生素，即使手术中发生穿孔也能预防腹膜炎重症化。

ESD 术后应用抗生素的目的主要在于预防手术创面周围的纵隔、后腹膜或游离腹腔的感染及术后可能发生的全身性感染，特别是手术范围过大、操作时间较长、反复进行黏膜下注射导致周围炎症水肿者，或可能并发消化道穿孔者。推荐使用对革兰阴性肠道杆菌有较强活性的抗菌药有广谱青霉素、第二代和第三代头孢菌素、氨基糖苷类抗生素和氟喹诺酮类，专门针对厌氧菌的药物有甲硝唑、替硝唑和克林霉素。术后预防用药总时间不应超 24 小时，必要时延长至 48 小时，术后用药总时间不应超过 72 小时，但对有穿孔、大量出血、高龄患者及免疫缺陷人群，可依据患者的具体情况适当延长。

四、止血药

ESD 术后对于有凝血功能障碍者可以常规予以 1~2 天的止血药物，包括维生素 K_1、酚磺乙胺、6-氨基己酸、氨甲苯酸等药物，改善和促进凝血因子的活性，抑制纤溶酶的活性，加速血液凝固或降低毛细血管通透性，促使出血停止。但为防止出血必须于术中彻底止血，而不能依靠术后止血药物的使用，因为药物是针对凝血机制，仅为一种辅助止血方法，不能代替镜下止血及手术。对于高龄及并存栓塞性疾病的患者应用上述止血药物需注意增加栓塞性疾病发生的风险。止血药物对胃 ESD 术后出血的预防和治疗作用尚未证实，部分药物有致血栓风险，不推荐作为一线药物使用。对无凝血功能障碍的患者，应避免滥用此类药物，对有血栓栓塞风险或服用抗栓药物的患者应慎用或禁用。

第三节　ESD 术后复查及随访

ESD 后随访非常重要，常常通过术后 3 个月、6 个月、12 个月及以后每年 1 次的复查来了解局部复发情况。一般 2 年内未见局部复发者可认为治愈。目前，国内的早期胃癌内镜下切除的治愈性评估主要参考日本消化内镜协会2016年制定的早期胃癌内镜下切除指南。结直肠的腺瘤或早癌内镜下切除肿瘤边界不清或不能准确评估治愈性时建议术后半年内复查内镜，主要参考日本消化内镜协会制定的2019年版日本消化内镜学会结直肠ESD/EMR指南。

对于随访发现复发的可再次行ESD治疗，如有黏膜下层浸润需要追加外科手术。如果ESD完整切除肿瘤，术后每年应复查内镜1次，用以确定是否有新生病变，对于已切除的病灶局部复发率非常低。如果肿瘤未能完整大块切除或对切除病灶切缘评估不确定，但没有局部淋巴结转移，术后3年内每6个月需复查内镜，以便及时发现病灶局部是否有复发，同时结合CT检查以及肿瘤标志物如CEA、CA19-9等，辅助检查协助评估及除外其他部位发生远处转移。

（孙立影）

参 考 文 献

［1］内镜黏膜下剥离术专家协作组. 消化道黏膜病变内镜黏膜下剥离术治疗专家共识. 中华胃肠外科，2012，15（10）：1083-1086.

［2］中华医学会消化内镜学分会，中华医学会麻醉学分会. 中国消化内镜诊疗镇静/麻醉专家共识意见. 中国实用内科杂志，2014，34（8）：756-764.

［3］Ajani JA，D'Amico TA，Almhanna K，et al. Gastric cancer，version 3. 2016，NCCN clinical practice guidelines in oncology. J Natl Compr Canc Netw，2016，14（10）：1286-1312.

［4］Obara K，Haruma K，Irisawa A，et al. Guidelines for sedation in gastroenterological endoscopy. Dig Endosc，2015，27（4）：435-449.

［5］徐美东，周平红. 内镜黏膜下剥离术术后管理. 上海：复旦大学出版社，2009.

［6］Bai Y，Cai JT，Chen YX，et al. Expert consensus on perioperative medications during endoscopic submucosaldissection for gastric lesions（2015，Suzhou，China）. J Dig Dis，2016，17（12）：784-789.

［7］ASGE Technology Committee，Maple JT，Abu Dayyeh BK，et al. Endoscopic submucosal dissection. Gastrointest Endosc，2015，81（6）：1311-1325.

［8］Ono H，Yao K，Fujishiro M，et al. Guidelines for endoscopic submucosal dissection and endoscopic mucosal resection for early gastric cancer. Dig Endosc，2016，28（1）：3-15.

［9］Shin WG，Kim SJ，Choi MH，et al. Can rebamipide and proton pump inhibitor combination therapy promote the healing of endoscopic submucosal dissection-induced ulcers? Ar andomized，prospective，multicenter study. Gastrointest Endosc，2012，75（4）：739-747.

［10］Nakamura M，Tahara T，Shiroeda H，et al. The effect of short-term proton pump inhibitor plus anti-ulcer drug on the healing of endoscopic submucosal dissection-derived artificial ulcer：a randomized controlled trial. Hepatogastroenterology，2015，62（137）：219-224.

［11］Nishizawa T，Suzuki H，Kanai T，et al. Proton pump inhibitor alone vs proton pump inhibitor plus mucosal protective agents for endoscopic submucosal dissection-induced ulcer: a systematic review and meta-analysis. J Clin Biochem Nutr, 2015, 56 (2): 85-90.

[12] Wang J, Guo X, Ye C, et al. Efficacy and safety of proton pump inhibitors (PPIs) plus rebamipide for endoscopic submucosal dissection-induced ulcers: a meta-analysis. Intern Med, 2014, 53 (12): 1243-1248.

[13] Itaba S, Iboshi Y, Nakamura K, et al. Low-frequency of bacteremia after endoscopic submucosal dissection of the stomach. Dig Endosc, 2011, 23 (1): 69-72.

[14] Kato M, Kaise M, Obata T, et al. Bacteremia and endotoxemia after endoscopic submucosal dissection for gastric neoplasia: pilot study. Gastric Cancer, 2012, 15 (1): 15-20.

[15] ASGE Standards of Practice Committee, Khashab MA, Chithadi KV, et al. Antibiotic prophylaxis for GI endoscopy. Gastrointest Endosc, 2015, 81 (1): 81-89.

[16] 中华医学会消化内镜学分会, 中国抗癌协会肿瘤内镜学专业委员会. 中国早期胃癌筛查及内镜诊治共识意见. 中华消化内镜杂志, 2014, 31 (7): 361-377.

[17] 国家消化系统疾病临床医学研究中心, 中华医学会消化内镜学分会, 中国医师协会消化医师分会. 胃内镜黏膜下剥离术围术期指南. 中华内科杂志, 2018, 57 (2): 84-96.

[18] Fujishiro M, Chiu PW, Wang HP. Role of antisecretory agents for gastric endoscopic submucosal dissection. Dig Endosc, 2013, 25 Suppl 1: 86-93.

[19] Libanio D, Costa MN, Pimentel-Nunes P, et al. Risk factorsfor bleeding after gastric endoscopic submucosal dissection: a systematic review and meta-analysis. Gastrointest Endosc, 2016, 84 (4): 572-586.

[20] Oda I, Suzuki H, Nonaka S, et al. Complications of gastric endoscopic submucosal dissection. Dig Endosc, 2013, 25 Suppl 1: 71-78.

[21] 北京市科委重大项目《早期胃癌治疗规范》研究专家组. 早期胃癌内镜下规范化切除的专家共识. 中华胃肠内镜电子杂志, 2018, 5 (2): 49-60.

[22] Hanaoka N, Uedo N, Ishihara R, et al. Clinical features and outcomes of delayed perforation after endoscopic submucosal dissection for early gastric cancer. Endoscopy, 2010, 42 (12): 1112-1115.

[23] Suzuki H, Oda I, Sekiguchi M, et al. Management and associated factors of delayed perforation after gastricendoscopic submucosal dissection. World J Gastroenterol, 2015, 21 (44): 12635-12643.

[24] Ikezawa K, Michida T, Iwahashi K, et al. Delayed perforation occurring after endoscopic submucosal dissection for early gastric cancer. Gastric Cancer, 2012, 15 (1): 111-114.

[25] Lee JU, Park MS;, Yun SH, et al. Risk factors and management for pyloric stenosis occurred after endoscopic submucosal dissection adjacent to pylorus. Medicine (Baltimore), 2016, 95 (50): 5633.

[26] Sumiyoshi T, Kondo H, Minagawa T, et al. Risk factors and management for gastric stenosis after endoscopic submucosal dissection for gastric epithelial neoplasm. Gastric Cancer, 2017, 20 (4): 690-698.

［27］Saito I, Tsuji Y, Sakaguchi Y, et al. Complications related togastric endoscopic submucosal dissection and their managements. Clin Endosc, 2014, 47（5）：398-403.

［28］Tanaka S, Kashida H, Saito Y, et al. Japan Gastroenterological Endoscopy Society guidelines for colorectal endoscopic submucosal dissection/endoscopic mucosal resection. Dig Endosc, 2020, 32（2）：219-239.

第六章 ESD 并发症及处理

一、出血

出血是 ESD 常见的并发症之一，包括术中出血和术后迟发性出血。

（一）术中出血

1. 术中出血定义及危险因素　急性少量出血是指术中创面渗血或喷射性出血持续 1 分钟以下，能够成功内镜下止血；急性大量出血是指术中活动性渗血或喷射性出血且内镜下止血困难，需中断手术或输血治疗，手术当日或次日血红蛋白（Hb）较术前降低 20g/L 以上。其危险因素有：

（1）病变位置：位于贲门、胃体上 2/3 的病变其黏膜下层血供丰富，因而与食管、胃窦及结直肠相比，发生出血概率高。

（2）病变大小：病变越大 ESD 术中出血风险就越大，尤其直径>4cm 的胃黏膜下肿瘤，ESD 治疗更容易发生术中出血，这可能与肿瘤越大血供越丰富有关。

（3）特殊病变：异位胰腺与其他肿瘤不同，它多有来源于固有肌层的交通支动脉血供，故较容易发生术中出血。

2. 处理　ESD 并发出血大部分经过内镜下及内科治疗可有效止血。在术中快速、精准地找到出血点，对后续的止血措施是至关重要的，常用的止血措施包括：

（1）药物止血：在 ESD 手术过程中，随着黏膜下层的暴露，少量渗血可直接用去甲肾上腺素加上冰盐水溶液冲洗。其不良反应少见，但对于高龄合并心血管疾病患者需谨慎。

（2）电凝：小血管可直接用电凝处理，而较大血管可用热活检钳烧灼。但反复、多次的电凝止血可能会造成组织损伤，甚至导致消化道穿孔、幽门梗阻等严重后果。因此应用电凝止血需避免过度烧灼。

（3）氩离子血浆凝固术：是一种与黏膜组织非接触类型的止血方法，通过探头喷洒氩气以凝固组织达到止血目的，病灶被完整剥离后，可应用氩离子血浆凝固术烧灼创面上所有可见的小血管，必要时应用止血夹缝合创面，达到术中止血和预防术后出血的目的。其缺点是在止血过程中会产生较大的烟雾，影响操作视野，往往需要频繁吸除，对搏动性出血无效。

（4）止血夹：主要用于非常严重的出血，可以有效控制创面出血且不会造成组织损伤，但是可能影响切开和剥离的操作，阻碍术者的操作视野及妨碍其他部位的止血，因此应慎重选择，其主要用于 ESD 术后创面裸露的较大血管的预防出血，以及术中其他内镜止血方法难以控制的较大量的出血。

（5）外科手术：对于内镜下及内科治疗无法控制的严重出血需中断操作，转外科手术及输血治疗。

（6）预防性止血：术前充分评估，通过 CT 等辅助检查手段明确大血管所在位置，在合适的黏膜下层层面进行剥离，在切开或剥离过程中，发现裸露血管，及时电凝处理，遇到可见的动脉应先予电热活检钳电凝止血或金属夹夹闭止血，一旦发生动脉性出血，容易发生血管残端回缩而导致内镜下止血失败，必要时转外科手术。此外还可反复行黏膜下注射，黏膜下注射可将病灶充分抬起，与肌层分离，有利于 ESD 完整地切除病灶，而不容易损伤固有肌层，减少出血、穿孔等并发症的发生。常用的注射剂有生理盐水（含少量肾上腺素和靛胭脂）、甘油果糖、透明质酸等。

（二）术后迟发性出血

1. 定义及危险因素　指内镜治疗术后出血且需要再次行内镜下止血的情况。一般具备以下至少 2 项者即可诊断：①症状：呕血、黑便、头晕等症状；②内镜治疗前后血红蛋白下降 > 20g/L；③内镜下治疗前后血压下降 > 20mmHg（1mmHg = 0.133kPa）或心率增加 > 20 次/分；④胃镜检查提示 ESD 术后溃疡出血。危险因素包括：

（1）病变位置：位于胃中下部及盲肠的病变较其他位置出血发生率高。

（2）大小：病变直径 ≥ 4cm 者更易出血。

（3）形状：扁平型发生出血概率大于隆起型。

（4）病理类型：癌变比不典型增生组织出血率高。

（5）手术时间和年龄：操作时间长和年龄 > 80 岁同样是术后出血的危险因素。手术时间超过 75 分钟是高危因素，原因可能是会影响 ESD 术后恢复，造成难愈合的溃疡或其他不良反应。

（6）既往服用抗血小板药物，可干扰溃疡的愈合过程，加大出血风险。

（7）操作者内镜工作经验同样重要，从事 ESD < 5 年为出血发生的高危因素。

2. 迟发性出血的处理　包括内科保守治疗、内镜治疗和外科治疗。

（1）内科保守治疗：适用于生命体征平稳，出血量不大的患者，具体措施为嘱患者禁食水，给予静脉营养、抑酸、抗炎、生长抑素、止血药物等方法。

（2）内镜治疗：采用的方法与术中出血相似。最常用的内镜治疗措施为应用电热活检钳钳夹出血点，也可应用钛夹夹闭出血点等以达到止血的目的。

（3）外科或介入治疗：适用于内科保守治疗和内镜治疗无效或治疗后仍存

在反复出血不能控制者，在排除患者是否存在凝血功能障碍、血友病等相关疾病后，可以采取外科手术或介入治疗。

（4）预防迟发性出血：可预防性应用质子泵抑制剂，以及在 ESD 术中仔细搜寻创面裸露的血管（即使是微细的血管）并做电凝处理。

二、穿孔

包括术中穿孔及术后穿孔，是 ESD 最严重的并发症。

（一）术中穿孔

1. 定义及危险因素　术中内镜直视下发现穿孔，术中造影见造影剂外溢，或临床上可见腹膜刺激征，术后腹部 X 线或 CT 提示穿孔表现，应考虑为术中穿孔。危险因素：据文献报道，病变位于贲门胃底、病变直径≥2cm、大面积黏膜下浸润、伴有溃疡瘢痕、手术时间长（如>2 小时）等是术中穿孔的危险因素，与术中穿孔的发生显著相关。

2. 处理　穿孔一般在术中及时发现及时处理。

（1）穿孔较小（通常直径≤1cm），且无大量腔内容物溢漏至纵隔、腹腔和腹膜后，可通过止血夹或其他设备夹闭穿孔；

（2）当穿孔较大且有大量空气进入腹腔时，应尽快用空针经皮穿刺抽气，缓解腹腔内压力，金属夹夹闭穿孔后，需术后进行胃肠减压，注意观察引流液的性质和量，必要时抗生素预防感染。经以上保守治疗，一般可避免外科手术。当大的穿孔出现大量气腹时，可能出现生命体征异常，应根据不同情况中止 ESD，改为 EMR 快速切除后进行修补，必要时转外科手术。

（3）避免发生穿孔最重要的一点是要在 ESD 过程中始终保持操作视野清晰，反复多次的黏膜下注射，使黏膜层抬高，与固有肌层分离，有效保持清晰的术野非常重要。此外，术前超声内镜检查明确病变位置及形态，术中在易穿孔部位的谨慎操作都有助于预防穿孔发生。

（二）术后迟发性穿孔

1. 定义　主要是穿透性烧灼、坏死区域脱落引起，术后穿孔通常发生在术后的 1~2 天，是一种相对少见的并发症。

2. 处理　如果发现早、穿孔较小，且未发生严重纵隔炎或广泛性腹膜炎，可保守治疗，采用包括放置鼻胃管、禁食、静脉给予抗菌药物等保守治疗，上消化道 ESD 可应用质子泵抑制剂（PPI）。虽然少部分患者通过保守治疗和密切随访可成功治疗迟发性穿孔，但是如果穿孔未能闭合或者怀疑出现腹膜炎征象，应当请外科医师参与评估是否需要外科治疗。

三、术后消化道狭窄

（一）定义及危险因素　ESD 术后，出现吞咽困难和恶心等临床症状，内镜检查出现常规内镜不能通过，即可确定发生了 ESD 术后狭窄。狭窄可发生于 ESD 术后几周的溃疡愈合期间，其原因是内镜治疗形成的人工溃疡愈合形成瘢痕，瘢痕皱缩引起消化道管腔变窄，从而影响通过。狭窄是 ESD 术后的一种严重迟发性并发症，可导致进食不畅或梗阻，会明显降低患者生活质量。ESD 术后狭窄主要发生于食管，胃与结直肠 ESD 引起的狭窄并不常见，主要发生在贲门、幽门或胃窦有大病变的患者。超过 3/4 的环向黏膜切除、组织浸润深度达黏膜固有层，和 >5cm 的纵向黏膜切除是 ESD 术后狭窄的危险因素。

（二）处理　内镜球囊扩张是一种有效的治疗方法，多数患者通过多次内镜球囊扩张，症状可得到有效缓解。推荐在具有狭窄危险因素的患者中，进行定期内镜随访，建议在狭窄真正形成前开始进行内镜球囊扩张治疗。预防性应用内镜球囊扩张，可避免狭窄区域压力过高，从而减少并发症发生。需要注意的是，内镜球囊扩张可能会引起穿孔。对于高危穿孔患者，球囊扩张期间进行早期干预可避免穿孔的发生。若狭窄不适合内镜治疗，则可进行手术治疗。此外，有研究显示胃 ESD 术后应用糖皮质激素可预防和治疗狭窄，但还有待进一步验证。

四、术后电凝综合征

通常发生在电凝术后，患者出现腹痛、发热等症状，可能与 ESD 术中对肌层产生了热损伤，也可能是因为腹膜炎导致的。虽然大多数患者保守治疗后会好转，但为了防止迟发性穿孔，可以适当延长禁食时间。

五、其他少见并发症

一过性菌血症，其发生率及危险性均较低，且绝大多数患者经抗生素经验治疗及保守治疗可获得缓解；蜂窝织炎是一种严重且罕见的并发症，大多数患者经抗生素针对治疗可缓解。

严格掌握 ESD 的适应证和禁忌证，术前进行完善的检查，尤其是凝血功能及超声内镜检查；重视并开展内镜黏膜下剥离术的规范化操作，进行规范化的术后管理；采取预防并发症发生的有效措施，可以避免或减少 ESD 术后并发症。

（梁莹莹　吕成倩）

参 考 文 献

［1］国家消化系统疾病临床医学研究中心，中华医学会消化内镜学分会，中国医师协会消化医师分会. 胃内镜黏膜下剥离术围术期指南. 中国医刊，2017，52（12）：12-24.

［2］内镜黏膜下剥离术专家协作组. 消化道黏膜病变内镜黏膜下剥离术治疗专家共识. 中华胃肠外科杂志，2012，15（10）：1083-1086.

［3］北京市科委重大项目《早期胃癌治疗规范研究》专家组. 早期胃癌内镜下规范化切除的

专家共识意见. 中华消化内镜杂志，2019，36（6）：381-392.

［4］中华医学会消化内镜学分会消化系统早癌内镜诊断与治疗协作组，中华医学会消化病学分会消化道肿瘤协作组，中华医学会消化内镜学分会肠道学组，等. 中国早期结直肠癌及癌前病变筛查与诊治共识. 中国医刊，2015，50（2）：14-30.

［5］刘莉，史维. ESD 术后并发症及处置. 现代消化及介入诊疗，2014，19（4）：247-251.

［6］赖圳宾，何洁，罗忠金，等. 内镜黏膜下剥离术治疗胃黏膜下肿瘤的并发症与安全性分析. 实用临床医学，2015，16（10）：4-10.

［7］范志宁. 内镜黏膜下剥离术并发症处理的最新进展. 中国医疗器械信息，2014，6：9-17.

［8］张蓉，徐国良. 内镜黏膜下剥离术治疗早期胃肠道肿瘤并发症及其处理. 中华肿瘤防治杂志，2009，16（13）：1036-1039.

［9］刘勇，王贵齐. 内镜黏膜下剥离术治疗消化道早癌并发症的处理. 临床荟萃，2017，32（11）：921-924.

第七章　老年患者 ESD 围术期管理及 ESD 辅助牵引的注意事项

美国国立卫生研究院国家老龄化研究所将≥65 岁的人定义为老年人，分为三类："年轻老人"（65~74 岁），"高龄老人"（75~85 岁）和"老老人"（>85 岁）。我国从 1999 年进入人口老龄化社会，2010 年老年人口占总人口比重 8.9%，2011 年我国老年人口比重达 9.1%，2012 年我国老年人口比重达 9.4%。从 1999 年到 2018 年 19 年间，我国老年人口净增 1.18 亿，2018 年末老年人超过 2.49 亿，占总人口的 17.9%，成为目前世界上唯一老年人口超过 2 亿的国家。2035 年前后我国老年人口将占总人口的比例将超过 1/4，2050 年前后将超过 1/3。

老年人各种器官组织的结构与功能随着年龄的增长逐年老化，适应力减退，抵抗力下降，各种疾病发病率增加。我国老年人易患的疾病依次为肿瘤、高血压与冠心病、慢性支气管炎与肺炎、胆囊病、前列腺肥大、股骨骨折与糖尿病等。而病死率依次为肺炎、脑出血、肺癌、胃癌等。随着年龄的增加胃肠道疾病的发病率也随之增加。据统计，新诊断的结直肠癌中老年人的发病率为 247.6/10 万人，而 65 岁以下发病率为 18.2/10 万人。而老年人胃癌与食管癌发病率也远远高于非老年人，其中老年人胃癌发病率为 40.8/10 万人，而 65 岁以下发病率为 3.0/10 万人；食管癌老年人发病率为 23.3/10 万人，而 65 岁以下发病率为 1.8/10 万人。随着国内生活水平的提高和医疗条件的改善，内镜新型设备的层出不穷、内镜医师操作水平的不断提高，内镜检查在老年人群常规检查中已经非常普及。近几年 ESD 等内镜治疗技术的不断开展和经验的积累，使得越来越多的早期消化道肿瘤被选择在内镜下治疗。与传统外科手术相比，消化内镜治疗早期胃癌具有创伤小、并发症少、恢复快、费用低等优点，且疗效与外科手术相当。目前国际多项指南和共识均推荐内镜下切除为早期胃癌的首选治疗方式。现行 ESD 治疗并没有对年龄有特殊的限制，但老年人全身各脏器功能逐渐低下，可能合并多项基础疾病，手术耐受性差，其 ESD 治疗的安全性值得关注。

第一节　老年患者在消化内镜诊疗中的特点

一、老年患者胃镜检查的特点

胃镜检查会影响老年患者的心肺功能。一项研究表明，随机选择根据年龄将实验组划分为老年组（60 岁以上，64 例）和青年组（30 岁以下，20 例），再将老年组根据有无循环系统疾病再分成两个亚组（46 例伴有循环系统疾病，18 例无循环系统疾病），通过内镜检查前后心钠素（ANP）和脑钠肽（BNP）来衡量评价心脏负荷。无论是否伴有循环系统疾病，老年组胃镜检查后 ANP 水平明显升高，BNP 水平没有明显差异。而青年组在胃镜检查前后 ANP 和 BNP 水平无差异。由此可见，老年人胃镜检查时可能存在循环系统的损伤。同时胃镜检查对老年患者造成的精神压力相对比青年患者大。以一个精神压力标志物嗜铬粒蛋白 A（CgA）在胃镜检查前后检测作研究发现：胃镜检查前，青年患者 CgA 水平明显低于老年患者；虽然在胃镜检查过程老年消化内镜诊疗技术的特点与操作规范中，老年患者的 CgA 水平比胃镜检查前有所下降，但是青年患者 CgA 水平下降更快。不同直径的胃镜检查对老年患者的血氧饱和度也有明显的影响。笔者将经口胃镜、经鼻胃镜做过一个比较研究，经口胃镜检查的氧饱和度下降最大值 $-2.18\% \pm 0.50\%$，高于坐位的经鼻胃镜检查氧饱和度下降最大值 $-1.73\% \pm 0.42\%$（$P<0.05$）。因此，老年患者更适合选用经鼻超细胃镜检查。胃镜检查对食管炎症、恶性疾病的进展，以及胃、十二指肠的诊断和治疗具有重要意义。

（一）有效性评价　胃镜检查对改善反流性疾病的长期结局，包括消化性狭窄等效果显著。Delaney 等对 422 例 60 岁以上的患者进行了一项前瞻性研究，结果显示，胃镜减少了 48% 患者的质子泵抑制剂使用，显著改善了临床症状和生活质量。Lockhart 等一项研究探索胃镜检查是否改变了老年患者的总体治疗方案，结果发现 80 岁以上的 31 例老人患者中，7 例的治疗方案得以改变。Gibbins 等对 114 例 65~89 岁的老年患者进行了研究，这些患者存在消化不良、消化道出血、可疑上消化道肿瘤或是胃部手术后，93% 的患者获得诊断性信息，而 45% 的患者获得影像学未发现的疾病信息。

（二）安全性评价　胃镜检查在老年患者中会导致一些心肺功能的影响。Shimamoto 等研究显示，胃镜检查后老年组 ANP 水平明显升高，脉搏明显增快。因此，在老年人胃镜过程中必须重视循环系统的监护。除了循环系统损伤外，胃镜检查造成的心理压力也不可忽视，在 Fujimot 等一项以 CgA 为标记的研究结果表明胃镜检查中老年患者存在更大的心理压力。在老年患者胃镜检查中，尽管轻度低血压和低氧血症的发生率更高，但仅仅是短暂现象，并发症的发生率并未因此升高。检查全过程中密切监护以及吸氧可以减少 ESD 过程中的风险。未来研究可以关注心肺压力和心理压力的危险因素，结合镇静剂的使用，尽量减少低血压、低氧血症风险，以及各方面压力的产生。

二、老年患者结肠镜检查的特点

结肠癌发生率从 40 岁以上开始不断升高，且每 20 年成倍增加。因此，老年患者对于结肠镜的需求也正逐步上升。

（一）有效性评价　尽管结肠镜对于结直肠肿瘤等是一项重要的检查手段，然而研究显示，结肠镜筛查对 80 岁以上老年患者效果甚微。在一项交叉研究中，Lin 等分别对 50~54 岁、75~79 岁和 80 岁以上人群进行了结肠镜筛查，结果发现，肠道肿瘤患病率分别为 13.8%、26.5% 和 28.6%。然而尽管 80 岁以上组的肿瘤患病率更高，这组延长平均生存期显著短于第 1 组（0.13 年 vs 0.85 年）。只有 15% 的 80 岁以上的患者达到了与其他年龄组相当的生存期望。另外，美国预防服务特别小组（USPSTF）并不推荐 75 岁以上人群进行常规的结直肠癌筛查。然而，当老年患者存在消化道报警症状时，结肠镜检查是有益的。Schroy 等研究发现，对于非急性出血患者，80 岁以上患者的阳性发现率（如息肉，良、恶性肿瘤）显著高于总人群（28% vs 11%）。Fontagnier 和 Monegold 对 157 例因粪便潜血阳性或非急性直肠出血的老年患者的回顾性研究显示，检查后 76% 的患者找到了息肉、痔疮及肿瘤等的出血原因。另外，年龄大、体重下降及缺铁性贫血等因素提示肿瘤发生的可能性更高。

（二）安全性评价　结肠镜检查对于老年患者通常是安全且有效的检查手段，老年患者对结肠镜检查的耐受性也较好，虽然有多项研究发现，老年患者结肠镜检查中出现低血压和氧饱和度下降的发生率高于非老年患者，但是低血压和氧饱和度下降并没有导致具有临床意义的不良事件发生。当然，老年人群结肠镜检查的穿孔率相对高于非老年人群（0.119% vs 0.082%），但发生率已经相对较低了。也有研究指出，80 岁以上患者的穿孔发生率高于总人群（0.119% vs 0.082%），且年龄是穿孔风险的显著预测值：每增加 1 岁，风险提高 1%。

（三）成功率与肠道准备　老年患者在结肠镜检查前的肠道准备是一个相对特殊的问题。一项研究发现，40% 老年患者对聚乙二醇的摄入表现为耐受性差。另一项研究发现，86% 老年患者和 90% 非老年患者能耐受聚乙二醇的肠道准备，两者没有统计学差异，但是老年患者表现耐受性差的比例相对高于非老年患者。老年患者进行完整的全结肠检查的成功率较非老年患者相对低。一项研究发现，老年人群完成全结肠检查率低至 48%，而非老年患者高达 94%。另一项回顾性研究发现，70 岁以上老年人完成全结肠检查率为 78%，而 50~70 岁年龄层的人群为 93%。肠道准备不到位是导致无法进行完整全结肠检查的一个重要因素。有研究表明，97% 肠道准备好的老年患者能完成全结肠检查，而肠道准备相对差的老年患者只有 72% 能完成全结肠检查。无论使用目前任何肠道准备方法，老年患者的肠道准备相对非老年患者均不够充分，这可能与饮食结构以及肠蠕动相关。由于结肠癌是老年患者高发的消化道肿瘤之一，完整的全结肠检查非常必要，因此，未来的研究可能更侧重于探索老年肠道准备的有效方法。

总之，消化内镜对老年患者安全而有效，高龄不应被视为消化内镜的绝对禁忌证或是独立的危险因素。

二、老年患者消化内镜的操作规范

（一）掌握适应证和禁忌证　老年患者内镜检查的适应证与其他年龄段大体相似。但必须更加注意老年相关性疾病，心功能不全、呼吸衰竭、意识障碍和老年痴呆等在内镜检查中难以合作者可作为禁忌证。老年患者年龄增大不是内镜检查的禁忌证，但要认真评估内镜诊治风险与高龄患者所获得的益处。对患者及其家属就内镜检查的内容、必要性、安全性、高龄患者的特点、并发症及并发症处理需详细说明，并获得知情同意。只要患者胃肠镜诊疗的获益比风险高，并能够获得家属的同意支持，都可为老年患者进行胃肠镜诊疗。在我们的临床工作中，有成功为90岁以上高龄患者进行胃肠镜及十二指肠镜诊疗的病例。

（二）操作前准备　老年患者内镜操作前准备与其他成年人基本相同。松解领带和腰带，取出活动义齿，让患者放松，解除不安情绪，建立患者对医师的信任，这对顺利的内镜检查至关重要。结肠镜检查前服泻剂清肠，易引起脱水、电解质紊乱，有时出现末梢循环障碍，甚至成为脑梗死、心肌梗死的诱因。在内镜检查前可进行适量的输液，对减少并发症有益处。在内镜治疗中使用高频电等可能会引起心脏起搏器的电磁干扰，导致起搏器停止或测到心室颤动样的伪信号。因此，需要进行内镜操作前评估，必要时请心血管医师会诊。

（三）操作前用药　上消化道内镜检查前口服咽部麻醉剂如2%利多卡因胶浆对咽喉部进行局部麻醉，为避免老年患者误咽、气道吸入，可应用4%利多卡因溶液等喷洒给药。下消化道内镜检查中，在润滑剂中加利多卡因可缓解痔疮患者的疼痛。抗胆碱能药物可致脉搏增快、出现心悸。老年患者尤其年龄大于80岁者因唾液分泌较少，胃肠道蠕动相对缓慢，可以不应用抗胆碱能药物。对高血压病、缺血性心脏病、心律失常、青光眼、前列腺肥大等老年患者应用胰高血糖素0.5~1.0mg肌注或静注可取代抗胆碱能药物。老年患者消化内镜检查的镇静剂应用要求考虑他们对镇静剂的敏感性与镇静风险的增加。因此，尽量避免使用镇静剂，如必须使用，也应选择半衰期短、不良反应少的，并将剂量减少至常用量的1/2~2/3，需放慢给药浓度。芬太尼因其起效快、半衰期短而比哌替啶在老年患者中更有效。异丙酚在老年患者中的使用也较安全（具体内容见第二节）。

（四）操作中注意事项　老年患者消化道管壁较薄，黏膜脆性增加，应避免粗暴的内镜操作。短时间内快速充气、胃肠道扩张、迷走神经兴奋增加，可能导致心动过缓。因而注气要少且缓慢，避免胃肠管壁的急剧伸展。活检时应避开黏膜小血管，尽量减少活检块数，以防出血、穿孔。此外，老年患者伴脑梗死、心肌梗死等疾患，如应用抗凝药、抗血栓药如肝素、华法林者，活检时要注意出血。操作结束后，尽量抽出所充气体，以减轻腹部胀满感和减少痛苦。经鼻内镜检查能更好地维持氧饱和度及预防操作过程中的心律失常，适合老年患者。

（五）操作后护理　操作结束后应对患者的痛苦给予关心，对协助诊疗检查表示谢意。同时应观察患者的生命体征，缓慢降下操作台，应用过镇静剂的患者需用轮椅或平板车送到复苏室观察至完全清醒。肠镜检查时，需在患者前面配备助手，观察患者状态，可防范意外事故。对老年患者来说，内镜诊疗没有年龄特异性的差异，但需作出基于内镜诊疗的危险与益处的谨慎判断。

第二节　老年患者特殊的病理生理变化和无痛消化内镜的注意事项

消化内镜是诊断和治疗消化道疾病十分重要的手段，其中老年患者占有很大比例，由于老年患者存在生理特殊性，无痛消化内镜的麻醉管理已成为较为棘手而必须重视的问题。

一、老年人特殊的病理生理变化

（一）神经系统　自主神经反射的反应速度变慢，强度变弱。高龄引起的中枢神经系统的退行性变主要在于脑萎缩，脑血流也随之下降，围术期易发生脑卒中等脑血管意外事件。

（二）呼吸系统　胸壁僵硬、呼吸肌力减弱、肺弹性回缩力降低和闭合气量增加会使老年人呼吸功能下降，因此容易形成老年性"低氧血症"，在接受全身麻醉时，易导致缺氧；另外，老年人的咳嗽和清除气道分泌物能力降低，易发生误吸和术后肺部感染。

（三）循环系统　血管壁弹性减弱、动脉粥样硬化的形成、心肌收缩力降低以及血压升高等原因，使老年人心排出量下降。

（四）消化系统　功能性肝组织的减少以及随之肝血流灌注量的降低是其血浆清除率降低的重要因素，可影响麻醉药物的排除和生物转化，使麻醉苏醒时间延长。

（五）其他　由于机体脂肪增加，脂溶性的异丙酚致体内脂肪内蓄积多，致苏醒慢。

老年患者特殊的生理表现主要体现在代谢减缓，多伴随不同的疾病，如高血压、冠心病、糖尿病、哮喘等，是增加麻醉风险的重要因素，易导致老年患者对麻醉的耐受能力下降，出现呼吸循环方面的严重抑制以及心脑血管意外，严重时危及生命。本文通过阅读大量相关文献，探寻老年人无痛消化内镜的麻醉管理、优化方案和个体化麻醉方案。消化内镜检查前需要对患者的全身情况、重要器官功能及其生理和病理状态作全面评估，尤其是老年人，更应详细了解患者的现病史和既往病史，必要时可进行一些特殊检查。通过一系列的健康状况评估及筛查，对适应证、禁忌证进行筛选，重点判别患者是否有困难气道、未控制的高血压、心律失常和心力衰竭等可能导致围术期严重心血管事件的情况；是否存在阻塞性睡眠呼吸暂停、急性呼吸道感染、肥胖、哮喘、吸烟和未禁食等可能导致手术期严重呼吸系统改变的情况；是否有胃肠道潴留、活动性出血、反流或者梗阻等可能导致反流误吸的情况。

二、掌握麻醉适应证和禁忌证

（一）符合以下情况患者可在专业麻醉医师的监护下施行静脉麻醉

1. 因诊疗需要并愿意接受消化内镜诊疗麻醉的患者。

2. 对消化内镜诊疗措施心存顾虑或恐惧感、高度敏感而不能自控的患者。

3. 一般情况良好，麻醉 ASA Ⅰ 级或 Ⅱ 级患者。

4. 处于稳定状态的麻醉 ASA Ⅲ 级患者，可酌情在密切监测下实施。

（二）有如下情况者，须在麻醉医师管理下实施气管插管全身麻醉

1. 操作时间较长、操作复杂的内镜诊疗技术，如内镜逆行胰胆管造影术、超声内镜、内镜下黏膜切除术、内镜黏膜下剥离术、经口内镜下肌离断术、气囊辅助小肠镜检查。

2. 明确困难气道的患者如张口障碍、颈颏颌部活动受限、强直性脊柱炎、颞颌关节炎等。

3. 严重的神经系统疾病者，如脑卒中、偏瘫、惊厥、癫痫等。

4. 有药物滥用史、病态肥胖、排尿困难等患者。

（三）对于有如下情况的禁止实行麻醉

1. 有常规内镜操作禁忌证或拒绝麻醉的患者。

2. 麻醉 ASA Ⅴ 级患者。

3. 未得到适当控制的严重高血压、严重心律失常、不稳定性心绞痛以及急性呼吸道感染、哮喘发作期等。

4. 肝功能障碍（Child-Pugh 分级 C 级以上）、急性上消化道出血伴休克、严重贫血、胃肠道梗阻伴有胃内容物潴留。

5. 无陪同或监护人者。

6. 有麻醉药物过敏史及其他严重麻醉风险者。

三、患者准备

（一）心理准备　注重麻醉前的沟通，做好安抚工作，给予老年患者足够的心理安慰，避免紧张引起的循环波动等不利情况。

（二）胃肠道准备　麻醉前需要求患者禁食禁水，术前禁食至少 6 小时，禁水至少 2 小时。

（三）做好病情交代　应告知患者和患者受托人麻醉的操作方案，并向患者和受委托人解释麻醉的目的和风险，取得患者和受委托人同意，并签署知情同意书。

（四）静脉通道准备。

四、无痛消化内镜的麻醉实施

只有做好充分的麻醉前准备，选择合适的药物和完善的麻醉管理，老年人的无痛消化内镜诊疗才能真正地成为一种安全、舒适检查手段。

（一）麻醉监测　患者进入胃镜室，需常规在整个检查过程中对心电、血压、心律、呼吸、血氧饱和度进行监护，最好加用双频谱指数（BIS）监测，明确患者的麻醉状态，及时调节麻醉深度；麻醉后注意监测患者的呼吸、神志、不良反应等。必要时行有创血流动力学监测。

（二）药物的选择和使用　针对老年患者生理及药理学变化的特殊性，选用循环呼吸抑制轻、半衰期短的短效麻醉剂，药物剂量要小，给药速度要慢。根据不同情况，麻醉药物方案也需要进行相应调节。

1. 利多卡因胶浆　优点：利多卡因胶浆可以松弛平滑肌，降低腺体分泌；由于黏膜附着力强，能帮助迅速吸收，相对利多卡因喷剂和静脉应用利多卡因，对咽喉的镇痛作用更优。其中，去泡剂能有效祛除胃内泡沫以确保视野清晰。黏合剂因有润滑作用和在消化道保留时间长的特点，可减少胃镜导管对患者咽喉部的刺激，并能有效地稳定老年患者的心肺功能，提高麻醉效果和进镜成功率。缺点：患者处于清醒状态，服用后会出现恐惧、焦虑心理，单独使用效果不尽如人意。

使用方法：由盐酸利多卡因加去泡剂、黏合剂等联合配置而成的淡黄色黏稠液体，将它含于口中片刻，咽下可达到表面麻醉作用，绝大多数患者咽喉反射可以得到不同程度的抑制，常规应该让患者检查前口含。

2. 丙泊酚　优点：丙泊酚起效快，诱导平稳，有一定的镇痛效果，苏醒快而完全，对缺氧性脑损伤有保护性作用；同时无肌肉自主运动、咳嗽、呃逆的不良反应；它 95% 与血浆白蛋白结合，主要在肝脏代谢成无活性的产物，迅速经肾脏排泄，30~60 秒起效，维持时间约 10 分钟，苏醒后无宿醉感。缺点：丙泊酚对呼吸循环有一定的抑制作用，单次诱导剂量的丙泊酚可引起动脉血压下降，也可引起呼吸变浅变慢，甚至呼吸停止。老年人由于全身性生理功能降低，对麻醉和手术的耐受差，对药物的耐受性和需要量降低，尤其是中枢性神经抑制剂，镇痛催眠药均很敏感。再有，老年患者反应迟钝，自主神经系统自控能力弱，不能有效稳定血压，使用丙泊酚时需要小剂量，缓慢推药诱导。

使用方法：相关文献推荐，首次丙泊酚按 1mg/kg 静脉注射，而后每次注射 10mg，直至意识消失的麻醉诱导方案，采用小剂量丙泊酚分次注射更有利于呼吸循环的稳定。

3. 依托咪酯　优点：是短效非巴比妥类静脉麻醉药，起效快，具有良好的镇静和遗忘作用，临床剂量范围为 0.1~0.4mg/kg，经过生物代谢 7~14 分钟自然苏醒，对缺氧性脑损伤有保护性作用，相对丙泊酚，依托咪酯对血流动力学影响轻微，且对冠脉血管有轻微扩张作用，不增加心肌耗氧，易保持血流动力学稳定；对呼吸系统无明显抑制作用，但较大剂量或注射速度过快也可引起呼吸抑制；因此适用于年老体弱或合并心血管、呼吸疾病的患者。缺点：依托咪酯镇痛作用差，可引起肌颤及术后恶心、呕吐，也可以导致注射部位疼痛，但多为小静脉，给予小剂量利多卡因或选择较大静脉注射可减轻疼痛。

使用方法：复合丙泊酚即可保证麻醉效果，避免大剂量丙泊酚对心血管、呼吸的抑制及依托咪酯引起的肌颤、术后恶心呕吐，麻醉过程患者生命体征更平稳。

4. 芬太尼　优点：芬太尼是强效阿片类受体激动剂，具有较强的镇痛作用，与丙泊酚联用可以增强麻醉效果，减轻丙泊酚的用量，减轻不良反应，提高麻醉安全性。对于有创操作或者时间比较久的消化内镜检查可以考虑加用芬太尼，减少丙泊酚的使用，减轻对老年人体内的丙泊酚剂量负担。缺点：芬太尼静注后立即起效，持续时间为 30 分钟，对呼吸有抑制作用，主要表现为频率减慢，静脉用药后 5~10 分钟呼吸频率减慢至最大限度。同时对心血管系统也有影响，但影响轻微。

使用方法：在消化内镜检查中芬太尼与丙泊酚、依托咪酯配合使用可以减少丙泊酚、依托咪酯的用量，并产生协同作用，取得满意的镇静、镇痛效果。

5. 舒芬太尼　优点：舒芬太尼是镇痛效果最强的阿片类受体激动剂，对心血管系统和呼吸系统抑制较轻，小剂量使用即可明显减少丙泊酚的用量。对于无法很好耐受丙泊酚剂量的老年患者，可以考虑选择舒芬太尼作为联合用药。缺点：舒芬太尼非特异性的结合具有呼吸抑制作用的受体，产生呼吸抑制作用，时间长，且随剂量的增加不良反应也增加，这是其用于老年患者无痛消化内镜检查的不足。

使用方法：有报道，老年患者进行无痛消化内镜检查时使用舒芬太尼联合丙泊酚既能达到满意的麻醉效果，又能充分保证患者检查过程中各项生命体征的平稳，且术后苏醒较快、恢复快、无蓄积作用及后遗效应。

6. 瑞芬太尼　优点：瑞芬太尼是新一代的短效阿片类受体激动剂，起效快、作用强、药效消失快和可控制性好，镇痛作用比芬太尼强 1.5~3 倍，对呼吸的抑制作用停药后 3~5 分钟消失，化学结构中的丙酸甲酯键可被血流和组织中的非特异性酯酶水解代谢。其代谢产物效价仅为瑞芬太尼的 0.1%~0.3%，经肾脏排出不受患者体内胆碱酯酶影响，重复用药无蓄积作用，无论静脉输注时间多长其血药浓度减半时间始终在 4 分钟左右，适合老年人及心血管疾病患者。缺点：对心率有影响，但较轻微。对呼吸有抑制作用，作用时间为 3~5 分钟，对于有创检查镇痛时间短，易发生术后疼痛。

使用方法：常采用瑞芬太尼复合丙泊酚麻醉。用于老年人消化道内镜检查既有良好的麻醉效果又有很好的安全性。

7. 地佐辛　优点：地佐辛的效价与吗啡大致相同，20μg/kg 的地佐辛镇痛效果虽不如 0.1μg/kg 的舒芬太尼，但仍能明显降低丙泊酚的用量，对心血管的抑制作用减轻，患者循环功能更稳定，术中平均动脉压下降较少，对呼吸抑制较轻，苏醒时间也短，并且地佐辛对 μ 受体激动剂拮抗双重作用使患者胃肠道平滑肌松弛，蠕动减少，干呕减少，使胃内充气充足，便于医师操作，从而达到满意麻醉效果。缺点：地佐辛相对其他阿片类镇痛药物，对心率的影响更明显，有明显心律失常、传导阻滞或者心动过缓的老年患者应该慎重选择。

使用方法：对于疼痛刺激较小的消化内镜检查可以选择联合丙泊酚，减少丙泊酚的用量，稳定循环和呼吸功能，缩短苏醒时间，具有良好的安全性。

（三）术后入恢复室观察　完成无痛胃镜后，患者需进入麻醉恢复室观察至安全状态下方可离开，需在专业麻醉医师以及麻醉护士的监护下，监测生命体征心率、血压、血氧饱和度以及呼吸，同时观察疼痛、运动功能、手术出血、恶心呕吐情况。根据"镇静/麻醉后离院评分量表"进行相应评分，达到 9 分或以上可以在家属陪同下离开。

（四）麻醉苏醒

如果发生苏醒延迟、头晕、头痛、认知障碍等，需完全恢复再行离开。相关研究表明，老年患者苏醒和认知功能恢复慢于青年患者，但无严重的认知功能损害，可待完全苏醒后继续留院观察一段时间，并要求离室评分达到 9 分以上并且平稳后方可以在家人陪同下离开。

总之，老年人是一个相对特殊的群体，全身各器官功能均降低，并存其他隐患疾病的概率较高，在麻醉的选择上应结合具体的身体状况和病情，扬长避短，制定最佳的方案和选择合适的药物，并由受过专业训练的麻醉医师实施麻醉，在安全为前提的情况下制订合理的麻醉方案，为患者创造更加舒适、安全的消化内镜诊疗是我们的最终目标。

第三节　老年患者 ESD 并发症及围术期管理

ESD 可以通过微小的创伤整块切除浅表黏膜病变，近年 ESD 治疗早期消化道恶性肿瘤和癌前病变在国内得到广泛开展，治疗效果与外科开腹手术相似，且可避免传统外科手术的风险及术后对患者生活质量带来的影响。

一、老年患者 ESD 围术期管理

老年消化道肿瘤患者的 ESD 不仅应根据指南中的病变标准，还应仔细评估患者的总体状况来决定。因此，老年人 ESD 的围术期评估和照顾护理是保证手术安全进行、减少术后并发症的重要手段。

术前应重点评估老年患者的血糖、心肺功能以及血管和凝血系统。将既往疾病情况了解清楚，先将患者的基础状态调整至稳定水平后再进行手术。同时评估患有不同基础疾病的患者发生术中及术后并发症的风险，从而积极预防并在术前先与患者家属沟通备案。此外，围术期护理质量与患者的治疗效果关系密切，可直接影响患者转归。有研究表明，护理质量降低可导致患者并发症、术后感染发生率及病死率升高。老年患者需要整体连续的护理以最大限度降低手术创伤、焦虑状态、禁饮食时间等因素对患者机体刺激产生的应激反应。主旨是利用一系列基于循证医学的措施，从手术减压、有效镇痛、快速恢复、正常饮食等方面进行护理干预，降低患者应激反应和并发症，促进术后恢复，提高患者围术期护理质量。

（一）健康教育　ESD 有别于传统外科手术方式，部分患者对手术有所疑虑。患者入院后即对其进行健康教育，告知患者手术相关知识及注意事项，治疗过程中可能出现的情况，拟对其采取的加速康复护理模式的具体措施及该措施针对的问题。对患者及其家属讲解 ESD 术后可能出现的并发症和术中风险，术后注意事项等，使患者对手术有初步的认识。

（二）心理护理　患者对 ESD 治疗的相关知识比较匮乏，容易产生紧张、恐惧心理。患者入院后对其进行追踪观察，随时交流沟通，及时发现患者心理及行为变化，根据患者不同的理解能力和知识水平采取相应措施进行心理护理，向患者及其家属介绍成功案例，增加交流沟通，帮助患者缓解紧张情绪，树立战胜疾病的信心。

（三）术前护理　患者入院后进行术前评估工作，及时对患者各项基本情况进行详细了解，如有过敏史、疾病史等，同时帮助患者做好术前相关检查，如血常规、血生化、凝血常规等。对患者进行术前饮食指导，对于因肠道病变行 ESD 治疗的患者，在术前 24 小时进无渣流质饮食，同时服用复方聚乙二醇电解质，至排出清水样便为止；其他部位病变的患者在术前 12 小时进流质饮食；老年人体质较为虚弱，可根据具体情况对其进行静脉营养支持。进入手术室过程中通过加盖衣物、放置暖水袋等方式增加保暖，术前 30 分钟将手术室温度调节至 26~27℃。

（四）术中护理　密切观察患者的血压、心率和血氧饱和度等生命体征，出现异常情况及时报告医师。术中注意保暖，将四肢用厚棉被包裹，手术室温度维持在 22~23℃，将消毒液、冲洗液分别加温至 40℃、37℃，应用输液恒温加热器，使静脉液体保持在 37℃输注入体内。

（五）术后护理　患者术后应持续进行心电监护，监测生命体征，密切观察病情及腹部症状，如出现剧烈腹痛、呕吐、血便等情况，及时通知医师采取治疗措施。患者在术后取半坐卧位，绝对卧床休息，术中发生出血等并发症的患者应避免用力过猛的动作。为患者开通静脉通路，给予抗生素预防术后感染，给予黏膜保护剂进行黏膜保护，进行静脉营养输液和补充血容量，严格遵守医嘱，满足基本需求前提下控制输液量。术后当天禁食，若无腹痛及便血等症状，进食温凉流质饮食，少量多餐，逐渐过渡到半流质饮食，忌食粗糙、过热等刺激性食物。

ESD 术后常见并发症有出血、穿孔等，出血最为常见，多与切除的病变大小有关，主要的处理措施包括镜下注射硬化剂、喷洒止血药或使用止血钛夹等。较小的穿孔病变可保守治疗，若病变较大，及时通知相关科室处理，患者应绝对卧床休息、禁食等。

ESD 术后治疗依从性与患者术后恢复密切相关，治疗依从性较高的患者术后恢复更好。由于大部分患者为首次接受手术治疗，对相关治疗方式缺乏了解，普遍对手术存有焦虑、恐惧等情绪，对临床医师诊疗和护理人员的护理计划不能正确地认识，治疗依从性较差，不能较好地配合医务人员完成治疗方案，可导致机体恢复速度缓慢。护理人员多与患者及其家属有效交流，进行多元化的健康教育，有利于良好护患关系的形成，取得患者的信任依赖，从而使患者对医师治疗措施的认同感增强，有利于患者遵医嘱，提高治疗依从性。

二、老年患者 ESD 常见并发症

老年患者 ESD 术后最主要的并发症为出血、肺炎和认知功能障碍。其中出血可能与高龄患者术前口服抗凝剂或抗血小板药物多有关。有研究发现，抗血小板药物、抗凝剂对术后出血均有影响，是迟发性出血的独立危险因素。老年患者由于多合并基础疾病，机体免疫功能低下，全身麻醉后易出现中枢神经系统症状。有研究表明，术后认知功能障碍与手术操作、麻醉方式、麻醉相关药物和麻醉时间等因素所引起的机体应激和炎性反应有关。Nakanishi 等研究发现，行 ESD 治疗的老年患者术后发热的发生率为 24.8%，其中约 1/3 的患者经影像学诊断为手术相关性肺炎。同时 Nakanishi 等指出，高龄可能为术后发热的危险因素，相对较长的手术操作时间可能会使手术相关性肺炎的发生率增高。老年患者 ESD 术后发热尤其是手术相关性肺炎可能会使其包括心血管、呼吸系统等在内的慢性疾病复发或急性加重。2 型糖尿病、慢性肺部疾病及较长的手术操作时间可能延迟 ESD 手术创面的愈合、增加机体发生感染的概率，从而造成术后发热发生率增高。高龄 ESD 患者术后肺炎往往发生于结直肠 ESD，可能与肠道的免疫屏障破坏造成细菌易位有关。目前，针对 ESD 术后发热是否可以预防性应用抗生素还没有形成统一的意见。美国消化内镜协会建议针对易发术后感染的高危人群、创伤性大的内镜下治疗等可以适当预防性应用抗生素。对于老年患者，很好地控制其合并的基础疾病、良好的术前准备、术中严格的无菌操作对预防 ESD 术后发热十分必要。针对高危患者，术后进行必要的生化、影像学检查和医师对于临床症状的细致观察能够及时发现 ESD 术后发热及手术相关性肺炎，从而及时给予针对性治疗。

对于老年患者 ESD 是相对安全有效的，针对合并多项基础疾病、具有高危因素的老年患者，充分的手术风险评估结合精细的术前准备十分必要；此外，选择适合的术中治疗方案、注重术后并发症的及时发现和预防同样重要。

第四节　老年患者 ESD 辅助牵引的注意事项

ESD 辅助牵引时可能需要多次拔出镜子重新进镜，还有可能变换体位，有可能出现误吸或者器械进出过程中出现副损伤，同时因老年人反应性差，有可能延误病情。另外，需要牵引的患者往往是操作有一定难度的患者，可能操作时间较长，而老年患者随着麻醉和手术时间的延长，发生并发症或意外情况的可能性会增加。针对上述特点，内镜医师及麻醉医师应该特别注意，争取预防为主，操作轻柔、细致、准确、快捷，注意防护。有特殊情况早发现、早治疗。具体相关注意事项如下。

（一）针对误吸

1. 术前充分准备，重视肺部体征和影像学检查，适当增加空腹时间以避免胃排空延迟，部分潴留。

2. 术中注意观察患者呼吸状态，频率、血氧是否有变化。可能的情况下尽量选择头略高位，比如检查床上半身头部略倾斜抬高。

3. 术后注意肺部症状（咳嗽、呼吸困难等）体征（注意听诊），监测呼吸频率、血氧饱和度。对可疑患者及时检测血常规，必要时拍摄胸部 X 线片或做肺CT，争取尽早发现吸入性肺炎。

4. 训练患者自主排痰，加强叩背护理、稀释痰液。鼓励患者避免长时间卧床。可加快少量误吸患者的自主康复。

（二）针对副损伤　术中、术后密切观察患者临床表现，如腹部症状体征，尤其腹部和胸部体征，及时发现和处理穿孔和其他副损伤。

（三）针对消化道出血　术中出血要及时处理，注意充分电凝止血，处理裸露血管，避免发生不可控的大出血，并注意及时补充血容量。如怀疑术后出血，则应判断出血量，注意监测患者生命体征。注意粪便颜色、结膜和皮肤颜色、血压，监测血常规。少量出血，患者耐受良好者可密切观察，或增加禁食时间，但要注意补充肠外营养、应用黏膜保护剂，给予抑酸剂。出血量大则要考虑是否需内镜复检，及时处理。因老年患者多有基础疾病，耐受差，要注意生命体征监护，采取必要的对症支持治疗。

（马　宁）

参　考　文　献

［1］Eisen GM，Chutkan R，Goldstein JL，et al. Modifications in endoscopic practice for the elderly. Gastrointest Endosc，2000，52：849-851.

［2］Clarke GA，Jacobson BC，Hammett RJ，et al. The indications，utilization and safety of gastrointestinal endoscopy in an extremely elderly patient cohort. Endoscopy，2001，33：580-584.

［3］厉有名. 老年消化内镜诊疗技术的特点与操作规范. 中国继续医学教育，2010，2（6）：47-49.

［4］Rathore F，Sultan N，Byrne D. Tolerance of colonoscopy and questioning its utility in the elderly population. Ir Med J，2014，107：247.

［5］Nakanishi T，Araki H，Ozawa N，et al. Risk factors for pyrexia after endoscopic submucosal dissection of gastric lesions. Endosc Int Open，2014，2（1）：141-147.

［6］Akasaka T，Nishida T，Tsutsui S，et al. Short-term outcomes of endoscopic submucosal dissection（ESD）for early gastric neoplasm：multicenter survey by Osaka University ESD study group. Dig Endosc，2011，23（12）：73-77.

［7］Park CH，Kim H，Kang YA，et al. Risk factors and prognosis of pulmonary complications after endoscopic submucosal dissection for gastric neoplasia. Dig Dis Sci，2013，58（5）：540-546.

［8］ASGE Standards of Practice Committee，Banerjee S，Shen B，et al. Antibiotic prophylaxis for GI endoscopy. Gastrointest Endosc，2008，67：791-798.

［9］Allison MC，Sandoe JA，Tighe R，et al. Antibiotic prophylaxis in gastrointestinal endoscopy. Gut，2009，58（7）：869-880.

［10］Garcia CJ，Lopez OA，Islam S，et al. Endoscopic retrograde cholangiopancreatography in the elderly. Am J Med Sci，2016，351：84-90.

［11］ 李娜. 快速康复护理在老年患者 ESD 术后恢复中的应用. 齐鲁护理杂志, 2019, 25 （10） 24-26.

［12］ 陈佳铭. 内镜黏膜下剥离术（ESD）的方法和术后护理要点分析. 实用临床护理学电子杂志, 2017, 2 （37）: 39-40.

［13］ 江志伟, 黎介寿. 我国加速康复外科的研究现状. 中华胃肠外科杂志, 2016, 19 （3）: 246-249.

［14］ Hjort JD, Rud K, Kehlet H, et al. Standar dising fasttrack surgical nursing care in Denmark. British Journal of Nursing, 2014, 23 （9）: 471.

［15］ Wang W, Li Z, Tang J, et al. Laparoscopic versus open total gastrectomy with D2 dissection for gastric cancer: a meta-analysis. Journal of Cancer Research & Clinical Oncology, 2013, 139 （10）: 1721-1734.

［16］ 高慧云. 快速康复护理对胃癌患者术后康复及生活质量的影响. 护理管理杂志, 2017, 17 （2）: 129-131.

［17］ 卢轶, 厉有名. 老年消化内镜诊疗技术的研究现状. 现代实用医学, 2013, 25 （3）: 243-253.

［18］ 殷爽, 黄波, 刘友坦. 老年人无痛消化内镜的麻醉管理与评价. 现代消化及介入诊疗. 2016, 21 （3）, 512-515.

［19］ 张澍田. 胃内镜黏膜下剥离术围术期指南. 中华内科杂志. 2018, 57 （2）: 84-96.

第八章　麻醉在 ESD 及辅助牵引技术中的应用

第一节　麻醉前准备和常用药物

一、麻醉前评估和准备

麻醉前根据美国麻醉医师学会（American Society of Anesthesiologists，ASA）分级标准对患者的重要脏器功能进行评估。结合患者的具体情况，相关病史、体格检查、实验室检查等，尤其对心血管系统和呼吸系统进行重点评估。

ESD 在消化内镜出血风险分层中属于高风险分级，与普通消化内镜检查相比，ESD 操作复杂、难度大，而且手术时间也明显延长。了解病变部位、大小以及浸润的深度，警惕是否存在 ESD 出血、穿孔等并发症的高危因素；对于术前合并心脑血管疾病且正在服用抗血小板或抗凝药物的患者，需严格评估施行 ESD 的紧迫性，权衡发生栓塞与出血的风险；术前应完善血常规、凝血功能等相关检查，以排除凝血机制障碍；警惕是否存在贲门失弛缓、幽门梗阻等胃肠道潴留以及活动性出血等反流误吸高风险因素。对于存在高危因素的患者，术前应留置胃管引流，必要时清醒胃镜检查、冲洗，最大限度降低反流误吸的风险；对气道进行评估是否有严重肺感染或急性上呼吸道感染、哮喘、肥胖及阻塞性睡眠呼吸暂停综合征等病史；准备发生困难气道时的应急物品和设备，一旦遇到困难气道，按照困难气道处理原则进行处理。

消化内镜术前禁食至少 8 小时，禁水至少 2 小时。可按需服用少于 50ml 的黏膜清洁剂。对于合并胃排空障碍、胃食管反流等疾病的特殊患者，应延长禁食禁水时间，必要时术前行胃肠减压。麻醉医师依据评估结果拟定麻醉计划，选择合理的麻醉方式，告知患者麻醉注意事项并解答相关问题，取得患者和/或委托人同意，签署麻醉知情同意书。

二、常用药物

（一）镇静药　咪达唑仑是短效的苯二氮䓬类药物，具有抗焦虑、镇静、抗惊厥、中枢性肌肉松弛和顺行性遗忘作用。静脉注射起效快，对血管无刺激，安全范围大，毒性小，对正常人的呼吸系统和心血管系统影响轻微。但剂量过大或注射速度过快时可明显抑制呼吸和循环功能，出现潮气量降低、血压下降。临床常用于消化内镜诊疗的镇静。成人初始负荷剂量为 1~2mg（或<0.03mg/kg），在15~20 秒内静注完毕。右美托咪定是一种高选择性的 α_2 肾上腺素能受体激动剂，具有镇静、催眠、抗焦虑及镇痛作用。用于消化内镜镇静时可减少其他麻醉药物的用量。一般静脉泵注 0.2~1.0μg/kg（10~15 分钟），以 0.2~0.8μg/（kg·h）维持。

（二）麻醉镇痛药　消化内镜诊疗中常用的阿片类镇痛药为芬太尼及其衍生物，如舒芬太尼、瑞芬太尼。芬太尼起效较快，作用强，用于消化内镜镇静时，成人初始负荷剂量 50~100μg，每 2~5 分钟可追加 25μg；舒芬太尼的作用强度是芬太尼的 5~10 倍，对心血管系统影响轻微，适合老年患者及心血管疾病患者使用。成人初始负荷量为 5~10μg，每 2~5 分钟可追加 2~3μg，直至达到理想的镇静水平。瑞芬太尼起效快、作用时间短、清除不依赖于肝肾功能。静脉推注 0.4~0.6μg/kg，每 2~5 分钟可追加 10~20μg 或者选择靶控输注（target controlled infusion，TCI）模式。麻醉镇痛药可降低主动脉和颈动脉化学感受器对缺氧的反应，表现为呼吸频率减慢，甚至呼吸遗忘，尤其在未行气管插管的镇静/麻醉中更应警惕，需严密监测。

（三）静脉麻醉药　丙泊酚是目前消化内镜诊断性检查和内镜治疗常用的静脉麻醉药。丙泊酚起效快，停药后苏醒迅速。可降低脑血流量、颅内压和脑代谢率；对心血管系统有明显抑制作用，表现为对心肌的直接作用和血管舒张作用，导致心排出量降低、血压明显下降、心率减慢和外周阻力降低。当注射剂量过大或过快，用于年老体弱或低血容量的患者时，有引起严重低血压的风险，因此需要注意给药剂量及速度。对呼吸系统也有明显抑制作用，程度与剂量相关，表现为潮气量和分钟通气量降低、呼吸频率减慢。建议初始负荷剂量 1.5~2.5mg/kg，使用过程中应严密监测患者呼吸和循环情况，根据诊疗时间、操作刺激强度以及患者体征变化可静脉追加 0.2~0.5mg/kg，也可以持续泵注 2~10mg/（kg·h）或者选择 TCI 模式给药。

依托咪酯是一种短效的静脉麻醉药。作用迅速，镇静作用明显。对心率、血压及心排出量的影响较小，不增加心肌耗氧量，对冠状动脉有轻度扩张作用，适用于心血管系统不稳定的患者和老年患者；对呼吸无明显抑制作用；对肝肾功能无明显影响。对静脉有刺激性；注射后易发生肌阵挛。可用于短时间镇静和全身麻醉诱导，常用剂量为 0.3mg/kg。

（四）骨骼肌松弛药　消化内镜诊疗选择气管插管全身麻醉时，一般情况可选用罗库溴铵或维库溴铵。肝肾功能异常的患者可选用顺式阿曲库铵。

第二节 ESD 的麻醉管理

一、ESD 的麻醉

（一）麻醉方法

1. 上消化道 ESD 的麻醉 上消化道 ESD 手术出血和冲洗会增加误吸的风险，建议首选气管插管全身麻醉。对于发生反流误吸风险大的患者，可采用快速顺序诱导加环状软骨压迫法行气管插管。少数 ESD 手术时间短、操作不复杂，在患者能耐受的情况下可考虑在中度镇静下由有经验的医师完成，但应时刻保持警惕。此时患者处于松弛状态，胃镜应在视野清晰的情况下，轻贴咽后壁滑行进入食管，尽量避免因胃镜刺激咽后壁引起严重的恶心、呕吐。上消化道 ESD 深度镇静/麻醉发生误吸的风险较大，而且对麻醉医师而言，上消化道 ESD 气道控制困难，一旦手术时间过长或者出血、冲洗量较大对循环和呼吸功能会有较大影响，发生误吸的风险也随之增加，安全性大大减低，需谨慎选择。气管插管全身麻醉的诱导：咪达唑仑 1~2mg，芬太尼 1~2μg/kg 或舒芬太尼 0.4~0.6μg/kg，丙泊酚 1.5~2.5mg/kg 或者依托咪酯 0.2~0.3mg/kg，罗库溴铵 0.6~1.0mg/kg。麻醉维持可采用全凭静脉麻醉或者静吸复合全身麻醉。

2. 下消化道 ESD 的麻醉 下消化道 ESD 手术一般可在深度镇静/麻醉或者中度镇静下完成。由于操作不涉及呼吸道，安全性高于上消化道 ESD。当肠管被牵拉、膨胀，甚至发生痉挛时，下消化道 ESD 可导致患者出现疼痛、恶心甚至无法耐受而发生体动。适当的镇静/麻醉下会使肠管松弛、蠕动消失，使 ESD 镜下操作相对容易。在自主呼吸下充分给氧去氮，静脉注射咪达唑仑 1~2mg，芬太尼 30~50μg 或舒芬太尼 3~5μg，然后，根据情况缓慢静脉推注初始负荷剂量的丙泊酚 1~2mg/kg 或依托咪酯 0.2~0.3mg/kg。为了预防肌阵挛的发生，宜在应用咪达唑仑、芬太尼或舒芬太尼 1.5~2 分钟给予依托咪酯。根据诊疗时间、操作刺激强度以及患者体征变化，追加芬太尼和/或丙泊酚，也可持续泵入丙泊酚和/或瑞芬太尼维持，直至理想的镇静水平。密切观察患者呼吸系统和循环系统变化，并在麻醉维持过程中对患者的意识水平进行评估。对于手术创伤较大、手术复杂且时间较长、操作体位明显影响呼吸的下消化道 ESD，可酌情使用喉罩或气管插管全身麻醉，以维持患者呼吸、循环系统稳定。

（二）麻醉监测

1. 循环监测 ①血压监测：一般患者应选择无创血压监测，间隔时间 3~5 分钟。特殊患者，例如存在严重心肺疾病、血流动力学不稳定的危重患者，必要时需有创动脉血压监测；②心电监测：密切监测患者心率以及心律的变化。一且发现异常，及时进行处置。

2. 氧合监测　密切监测患者的临床体征（如呼吸频率、呼吸幅度、有无气道梗阻等）和脉搏血氧饱和度（SpO_2）。实施 ESD 镇静/麻醉前即应监测 SpO_2，并持续监测直至手术结束患者完全清醒。

3. 通气监测　气管插管全身麻醉时应常规监测呼气末二氧化碳分压（$PetCO_2$）。非气管插管患者可利用鼻罩、面罩、鼻导管、鼻咽通气道监测 $PetCO_2$ 及其图形变化，$PetCO_2$ 能够在患者 SpO_2 下降前发现窒息和低通气状态。因此，深度镇静或无法直接观察通气状态的患者宜考虑采用该监测项目。

二、术后麻醉管理

ESD 术后患者均需要转入麻醉恢复室（post-anesthesia care unit，PACU），给予面罩吸氧、保持呼吸道通畅、进一步监测生命体征并进行保护性约束。观察患者血压、心率、呼吸、SpO_2 及神志状态。待患者生命体征平稳，定向力恢复，经麻醉医师判断后方可转运至病房。建议采用改良的 Aldrete 评分作为评估离开 PACU 的标准。危重患者必要时需送往重症监护室行进一步治疗。

对于麻醉后出现的恶心、呕吐，给予对症处理。ESD 术后疼痛常见于腹腔积气、胃肠胀气、胃肠持续痉挛等，轻中度疼痛可选用非甾体抗炎镇痛药物辅助镇痛。抗胆碱药物可缓解痉挛性疼痛。根据术后疼痛情况必要时选用阿片类药物。

第三节　ESD 辅助牵引技术中的麻醉管理

对于一些复杂的 ESD 操作，内镜医师或许会选择辅助牵引技术行 ESD。该方法可能会导致操作过程中进镜次数增加。如果病灶位于上消化道，反复置入内镜对患者刺激更大，防止发生呛咳、误吸及喉痉挛等并发症也最为关键。另外，复杂的病变会导致操作时间延长，甚至有时还需变换体位，由此导致的牵拉、疼痛等刺激强度也加大。因此，尤其是上消化道的辅助牵引技术行 ESD，仍建议选择气管插管全身麻醉并严密监测；中度镇静适用于手术时间短，患者依从性良好的情况，但会导致部分患者无法耐受或者发生迷走反射；深度镇静/麻醉易导致呼吸抑制，仍需谨慎选择。对于全身状态稳定且呼吸功能储备良好、侧卧位下手术且手术时间简短的情况下，可由有经验的麻醉医师在完善的辅助通气条件下谨慎实施，但需准备好紧急气管插管设备和药物。在麻醉诱导和维持过程中，需维持良好的镇静/麻醉深度，以确保患者生命体征平稳，无知觉和体动，直至操作结束。

术后管理与普通 ESD 相同，患者需进入 PACU 进行复苏观察。尤其对于一些高龄、手术时间长、手术难度大的患者，更应通过 PACU 严密监测生命体征，观察并及时处理可能发生的麻醉术后并发症，加强麻醉苏醒期的安全防护。待患者意识清醒、定向力恢复、生命体征平稳，经麻醉医师综合评判后转运回病房。

第四节 麻醉过程中常见并发症及处理

ESD 的常见并发症主要包括手术相关并发症与麻醉相关并发症。

一、ESD 手术相关并发症及处理

ESD 操作本身可能会增加麻醉的风险，需要提高警惕。麻醉医师与内镜医师需积极合作，保障患者生命安全，共同完成诊疗工作。常见的 ESD 手术相关并发症包括：

（一）出血 无论是普通 ESD，还是辅助牵引技术行 ESD，出血都是常见并发症。评估患者术前的凝血功能并了解患者术前抗凝、抗血小板药物的使用情况是非常必要的。一旦发生术中出血且出血量较大或者一时难以止血的情况，内镜医师应及时告知，尤其在镇静麻醉时，以便麻醉医师及时气管插管控制气道，避免误吸。另外，注意识别患者的出血高危因素，做好备血、输血等急救准备；根据循环监测指标进行液体治疗，维持体液平衡；酌情使用血管活性药物，保持组织的有效灌注；同时加强术中监测，必要时选择有创动脉血压监测；结合相关实验室检测指标，如动脉血气、围术期血红蛋白及血细胞比容等，符合输血指征时，及时选择相应血液制品进行治疗。

（二）穿孔 患者病变部位、大小、浸润深度、术式的选择（普通 ESD 或者辅助牵引技术 ESD）以及操作者的熟练程度都会影响 ESD 穿孔并发症的发生，麻醉医师和消化内镜医师需要密切配合，及时沟通。一旦术中发生穿孔，内镜医师应及时告知麻醉医师。如果术中患者气道压突然升高、$P_{ET}CO_2$ 发生显著变化，麻醉医师也应及时提醒穿孔的可能，必要时减缓或停止向消化道内注气。对于术中发生的穿孔，一般术者可通过使用金属夹夹闭或尼龙绳荷包缝合等内镜下治疗措施封闭穿孔，必要时转外科手术。

（三）其他并发症 主要包括皮下气肿、气胸、纵隔积气、气腹等。手术过程中应使用可被吸收的 CO_2 气体，能够有效减轻气体相关并发症。一般的皮下气肿可暂时不进行处理，密切观察；严重气胸需行胸腔闭式引流术，必要时转入重症监护室进一步治疗；一旦发生腹腔积气可导致气道峰压升高，引起血流动力学变化，对于严重的腹腔积气可在右侧腹中部穿刺放气。

二、ESD 麻醉相关并发症及处理

ESD 麻醉相关并发症的影响因素很多，包括患者年龄、基础疾病、不同类型的麻醉药物及给药剂量等。

（一）反流误吸　多发生在非气管插管行 ESD 的患者。一旦发生，应快速吸引、清理口腔及气道异物。给予充分的呼吸支持，必要时进行气管插管，在纤维支气管镜引导下进行吸引，根据情况必要时行肺灌洗治疗。

（二）呼吸抑制和低氧血症　通常发生在非气管插管行 ESD 的患者。高危因素有高龄、肥胖及阻塞性睡眠呼吸暂停综合征等。高龄患者大多心肺功能较差，如推注药物过快或者剂量过大，极易发生呼吸抑制。因此，应密切监测患者的氧合和通气情况，以便及时进行辅助呼吸或控制呼吸；如考虑舌后坠导致的上呼吸道梗阻引起的低氧血症，可采用托下颌手法，必要时放置鼻咽或口咽通气道。上述措施无效时，立即进行辅助呼吸或控制呼吸，必要时进行气管插管机械通气。消化内镜专用面罩或鼻咽/口咽通气道的使用可有效降低低氧血症的发生；喉痉挛多见于麻醉过浅的非气管插管的 ESD 患者，常因咽喉部受到刺激时诱发。一旦发生，应尽快去除口咽部分泌物，加压给氧，面罩辅助通气，加深麻醉；若初步处理无效，可静脉给予骨骼肌松弛药后行气管插管控制呼吸。

（三）循环系统相关并发症　血压下降时，可适当加快输液速度，必要时可根据情况给予去氧甲肾上腺素或去甲肾上腺素。显著窦性心动过缓合并低血压时，可酌情静脉注射麻黄碱。循环系统疾病、内镜操作本身对自主神经的刺激、ESD 手术过程中血容量的丢失以及镇静/麻醉药物的作用都可能导致心律失常的发生。如心率<50 次/分，应酌情静脉注射阿托品 $0.2 \sim 0.5 \mathrm{mg}$；必要时静脉给予肾上腺素 $0.02 \sim 0.1 \mathrm{mg}$。无论是否采用镇静/麻醉，ESD 操作本身可诱发或加重心肌缺血，尤其是心血管系统不稳定的患者。因此，应严密监测，维持良好的心肌氧供与氧耗平衡。

（张嘉航）

参 考 文 献

［1］Practice guidelines for moderate procedural sedation and analgesia 2018：a report by the American Society of Anesthesiologists Task Force on Moderate Procedural Sedation and Analgesia，the American Association of Oral and Maxillofacial Surgeons，American College of Radiology，American Dental Association，American Society of Dentist Anesthesiologists，and Society of Interventional Radiology. Anesthesiology，2018，128（3）：437-479.

［2］中华医学会麻醉学分会. 日间手术麻醉专家共识. 临床麻醉学杂志，2016，32（10）：1017-1022.

［3］中华医学会消化内镜学分会麻醉协作组. 常见消化内镜手术麻醉管理专家共识. 临床麻醉学杂志，2019，35（2）：177-185.

［4］国家消化内镜质控中心，国家麻醉质控中心. 中国消化内镜诊疗镇静/麻醉操作技术规范.

临床麻醉学杂志, 2019, 35 (1): 81-84.

[5] Veitch AM, Vanbiervliet G, Gershlick AH, et al. Endoscopy in patients on antiplatelet or anticoagulant therapy, including direct oral anticoagulants: British Society of Gastroenterology (BSG) and European Society of Gastrointestinal Endoscopy (ESGE) guidelines. Endoscopy, 2016, 48 (4): 385-402.

[6] 姚礼庆, 周平红. 内镜黏膜下剥离术. 上海: 复旦大学出版社, 2009.

[7] Goudra B, Singh PM. Airway management during upper GI endoscopic procedures: state of the art review. Dig Dis Sci, 2017, 62 (1): 45-53.

[8] Kim SI, Jin YJ, Lee SH, et al. Conscious sedation using midazolam and sequential flumazenil in cirrhotic patients for prophylactic endoscopic variceal ligation. Digestion, 2015, 92 (4): 220-226.

[9] Braunstein ED, Rosenberg R, Gress F, et al. Development and validation of a clinical prediction score (the SCOPE score) to predict sedation outcomes in patients undergoing endoscopic procedures. Aliment Pharmacol Ther, 2014, 40 (1): 72-82.

[10] Yamaguchi D, Yamaguchi N, Takeuchi Y, et al. Comparison of sedation between the endoscopy room and operation room during endoscopic submucosal dissection for neoplasms in the upper gastrointestinal tract. BMC Gastroenterol, 2017, 17 (1): 127.

[11] Van de Ven S, Leliveld L, Klimek M, et al. Propofol sedation without endotracheal intubation is safe for endoscopic submucosal dissection in the esophagus and stomach. United European Gastroenterol J, 2019, 7 (3): 405-411.

第九章　ESD 面临的挑战

ESD 作为一项新型治疗手段，有助于早期消化道肿瘤实现内镜下一次性完全切除，避免开腹手术的痛苦，有良好的发展前景。但 ESD 操作难度较大，发生出血、穿孔等并发症的风险较大，使用的器械较昂贵，进行 ESD 时会面临诸多挑战。

（一）部分患者不接受　ESD 作为新型治疗手段，多数患者对其了解较少，部分患者接受上存在困难，例如，发现消化道早癌，符合 ESD 绝对适应证，但患者担心 ESD 治疗不彻底，强烈要求外科手术者并不少见，需要内镜医师注意宣教和沟通，同时注意与外科医师的交流。

（二）术前对于病变性质的准确判断过程较复杂　医师判断患者是否适合接受 ESD，需要较为丰富的经验。首先，从病变的表面形态进行判断，使用普通白光、光学染色、色素喷洒染色、放大内镜观察病变的微细结构，争取准确判断病变的侵犯深度；其次，可以结合超声内镜检查进一步判断病变所侵及的层次，从而判断患者是否具有接受 ESD 的适应证。

（三）操作复杂时间长　ESD 相比于传统内镜下黏膜切除术（EMR），完整剥离需要耐心操作，对操作者的技术水平有较高要求。较小的病变容易被完整剥离，内径 3cm 以上病变如果要实现完整剥离，具有一定难度，在消化道管壁较薄、视野不好的部位操作困难，造成手术时间延长，容易出现出血、穿孔等并发症。另外，血运丰富的病变 ESD 术中容易出血，从而导致内镜下视野容易被血液覆盖，可能需要不断地止血和冲洗视野。

（四）手术风险较大　术中、术后有出现并发症的可能性，处置有一定难度，对术者会造成较大压力。

综上所述，ESD 技术复杂，操作难度大，并且受病变的位置、大小及周围组织的影响，操作时间长，出现出血、穿孔等并发症的可能性较大，只有充分暴露手术视野，才能缩短手术时间，减少出血、穿孔等并发症的风险。以往解决的方法是在镜头前端应用透明帽，将镜头抵住黏膜下层进行操作，这样能部分降低并发症发生的可能性，但对病灶整体仍缺乏一个完整的视野暴露，在切除病灶时得不到满意的效果。在操作过程中，ESD 操作者需要对黏膜下层有一个清晰的认识，操作者能够清楚辨识病灶的黏膜下层并将其剥离，只有充分暴露病变组织的剥离层面，才能降低穿孔与出血的风险。由此各种改良辅助 ESD 的新技术应运而生，其中牵引辅助技术在 ESD 治疗消化道肿瘤中应用更加广泛。

（张学彦　许　伟）

参　考　文　献

吴文明，魏志，孙自勤. 内镜下黏膜剥离术相关辅助牵引技术研究进展. 中华胃肠外科杂志，2016，19（1）：109-112.

第二篇

ESD 的辅助牵引技术总论

第一章 ESD 的辅助牵引技术发展史

ESD 是近年出现的一项新的治疗手段，术者能在内镜下一次性完全切除早期消化道肿瘤和大面积病灶，创伤小，术后患者生活质量高。但是，此技术是一项耗时、高风险的技术，可能出现穿孔、出血及感染等并发症。ESD 是"单臂操作""没有拉钩"，医师只能用"一只手"操作，无法充分地暴露黏膜下视野，手术进行困难，使得大出血、穿孔等并发症发生概率增加。ESD 和外科手术一样，成功的关键是清晰的视野，即保持清晰的剥离视野。视野暴露不佳是导致手术困难和并发症发生的最重要原因。因此，在 ESD 的过程中，内镜医师需要一些辅助手段使黏膜下层视野暴露得更充分，最开始内镜医师通过在内镜前端加用透明帽，并将透明帽抵住黏膜下层，推挤病灶，来获得黏膜下层的视野和牵引力，这样能部分降低出血及穿孔的风险，但病灶整体仍然缺乏一个清晰完整的视野。这些问题促使医师不断思索和创新，探索更多的辅助方法来辅助剥离，因此，各种新颖的牵引方法应运而生。这些牵引方法的目的就是通过不同器械组成牵引装置来牵引，最终给操作者提供良好的手术视野，促进 ESD 手术更快、更好、更安全地完成，尤其在辅助高难度 ESD 操作中发挥至关重要的作用。

最开始内镜医师所想到的是通过体位改变借助病灶本身的重力作用达到一定程度的牵引，在某些部位的病变，尤其是结直肠病变，可能取得一定效果。在病灶本身重力牵引效果不足的情况下，一些医师在病灶边缘夹上重物进行牵引，在消化道的一些重力可调控部位取得了较好的效果。

2005 年 Saito 等报道了应用重物牵引辅助结直肠癌 ESD，利用重力使已经分离的组织向剥离方向远端脱垂，从而充分暴露手术视野，减少手术时间。但连接重物牵引系统时需要将内镜从胃肠腔中取出，反复插入内镜会增加患者痛苦，且钳夹后牵引用的重物有意外脱落的可能性。部分医师另辟蹊径，通过带有丝线的止血夹夹住黏膜进行牵拉，该技术简单易行，不需要特殊装置和设备，该操作不会限制内镜移动，同时可以充分地暴露手术视野，适用于消化道各个部位的病变。Li 等对该方法进行改进，发明了一种新的滑轮牵引法，根据滑轮环的位置可产生任意方向的牵引力，操作助手只需拉动牙线尾部，就可以根据 ESD 的进展维持并精确调整张力，无论是简单病变还是复杂病变都能有效地暴露黏膜下层，使黏膜下层清晰可见。还有日本学者 Hitoshi Kondo 等报道应用了经皮牵引技术辅助 ESD，该方法类似于经胃造口牵引，与普通的内镜下切除术相比，可以在直视下对胃内任何部位肿瘤病变进行安全有效牵引，更有利于较大病变的整块切除，但创伤较大，失去了微创手术的意义。

随着内镜技术的发展，其他牵引辅助技术不断出现，如止血夹联合弹力圈、磁锚法、双钳道内镜、外置钳牵引及双镜联合等方法，这些技术使得切割线充分暴露，黏膜下血管清晰可见，不但可降低并发症，而且增加了 ESD 的适应证，使得 ESD 变得更容易。

2006 年有专家发明并测试了一种新型原型内镜，该装置有两个独立的、可移动的、指向垂直的通道，其中一个通道伸入内镜电止血钳，牵拉组织提供反牵引，通过反向牵引病灶，使黏膜下视野得以充分暴露，另一个通道插入切开刀进行切割。但双通道内镜比传统内镜更重，有时很难控制牵引方向，更难操作，在切除较大病变时尤其明显，在向后弯曲的位置也很难使用，目前应用不多。与此原理类似的是双内镜牵引法，该方法是指 2 个内镜同时插进消化道，其中一个内镜作为主操作镜进行病变切除，另一个内镜辅助进行病灶牵引。其提供的牵引力方向可控，能有效改善黏膜下层的暴露，从而缩短 ESD 操作时间，提高整块切除率，减少并发症的发生。不足之处在于双内镜的置入需要 2 名以上内镜操作者及助手，两内镜之间会相互干扰。对较大病变尤其是环周病变切除不便，且通常需要 2 个光源。另一种原理相似的方法是外钳法辅助牵引技术，它是由日本学者 Imaeda 发明并于 2006 年首先报道应用。该方法是从活检孔道送入异物钳（夹持钳），夹住内镜外的另一把用于牵引的异物钳（外持钳）的头端，带入消化道内病变部位，操控夹持钳来调整外持钳，夹持住需要牵引的病变黏膜边缘，进行辅助牵引，可使黏膜下层暴露得更清楚。与其他方法相比，外持钳具有一定的硬度，不仅可以通过拉动，还可以通过推动外持钳很便利地调整牵引，如果牵引位置不合适，需要重新抓取时可不必取出异物钳而直接在内镜的监视下改变牵引位置。但由于内镜角度的限制，当病变位于贲门和胃体上部小弯或后壁时，外钳法操作有一定困难；对于肠道病变，外钳法只适用于直肠、乙状结肠远端等靠近肛门病变的牵引，不适用于横结肠等病变。日本学者对外钳法辅助牵引技术进行改进，发明了一种新的装置，将一个可伸缩的夹钳通过铰链连接到透明帽上，通过可伸缩夹钳向前伸出钳夹病变，再回拉夹钳提起黏膜，暴露出黏膜下层。Chung 等也曾报道应用过一种类似的装置，与上述装置不同的是，该装置的可伸缩夹钳可以旋转，因此牵引的范围更大。Hirota 等报道过一种外套管附通道装置辅助食管 ESD，目前还需要进一步研究及评估。

2009 年两位日本学者 Sakamoto 和 Osada 以弹簧、止血夹和尼龙圈为基础设计出的一种体内牵引技术，并以两人名字的首字母命名为 S-O 夹牵引技术。它的主要优点是可以在黏膜下剥离过程中直接观察切割线来辅助对大的、表浅性的结肠早期肿瘤的 ESD 切除。这种装置易于使用，牵引方向可调整，并且可以在任何位置使用而无须取出内镜，不需要任何额外的体外系统或额外的内镜牵引装置。但 S-O 夹可能会干扰内镜观察，尤其是在翻转位置，如果弹簧伸展过长，S-O 夹子的弹簧可能会断裂。

Gotoda 等报道应用磁锚辅助牵引技术辅助 ESD，取得了较好的效果。通过使用大型外部磁铁，根据剥离的需要灵活地调整牵引方向和牵引力大小，实现"体外遥控"动态多方向牵引，可有效改善手术视野，缩短手术时间，降低不良事件发生率。与双通道内镜牵引技术和外钳牵引技术不同，磁锚引导内镜黏膜下剥离术不会干扰执行 ESD 所需的复杂内镜运动。与止血夹联合线牵引技术、经皮牵引技术和重物牵引技术不同，磁锚引导内镜黏膜下剥离术可以通过调整外部磁体的空间位置来改变对病变的牵引力方向和大小，从而提供灵活可变的动态牵引。虽然仍有一些不足，但该方法仍不失为一种极具吸引力的牵引方法，在未来有可能充当内镜医师的无形的"第二只手"。Matsuzaki 等报道并证明了磁锚引导内镜黏膜下剥离术在人体胃部治疗的可行性。近年来，胡兵等发明了一种磁珠牵引技术，该方法通过在肿瘤的同一或不同部位增加一个或多个磁珠系统，充分暴露黏膜下层，可以很容易地调节牵引的重量和强度。与磁锚辅助牵引技术相比，磁珠系统成本较低，使用灵活，不需要昂贵巨大的设备。但在置入和取出磁珠的过程中可能需要花费较多时间，通过需要改变患者的体位来调整牵引方向，尤其是对于麻醉状态下的肥胖患者，存在一定困难。总之，该装置是一种可行、安全、有效的辅助牵引方法。

2010 年 Ho 等报道了应用内镜机器人辅助 ESD，随后陆续有学者进行相关研究。该方法是随人工智能技术发展起来的一项内镜领域的新兴技术，能大大减轻医师工作量，提高操作的安全性，目前已有多个动物实验获得成功。但是由于内镜机器人是人机交互系统，在处理手术中复杂和意外情况时，仍需传统内镜进行补充，因此还有很长的路要走。德国 Karl Storz 公司也在 2011 年设计了 Anubiscope 手术平台，该平台可以方便手术操作，将外科三角优势转移到了腔内环境，对病灶精确的切割具有巨大的潜力。

2011 年 Matsumoto 等发明了一种止血夹联合弹力圈技术，弹力圈可依靠自身的延伸在体内提供作用力，促进口侧和肛侧病变的剥离，在食管、胃、结直肠病变中均可使用，特别适用于 ESD 手术操作困难位置。

2015 年起陆续有学者报道使用了圈套器牵引技术辅助 ESD，由此衍生出众多方法。最简单的是方法通过内镜将套管带入胃中，圈套器通过套管送入胃中，使用止血夹将圈套器固定到切开的黏膜瓣的一个或多个部位以实现黏膜牵引，通过圈套器有效地拉动或推动黏膜瓣以完全暴露黏膜下层。可以选择单点黏膜牵引和多点黏膜牵引。在单点黏膜牵引中，圈套器固定在切开的黏膜瓣上的一个部位。在多点黏膜牵引中，圈套器固定在多个部位，因此可以拉动或推动较大区域的黏膜瓣以提高黏膜牵引效率，收紧圈套器使得止血夹能够相互靠近，从而使黏膜瓣外翻，以完全暴露黏膜下层进行剥离。也有学者将带有锁柄的圈套器套在内镜上，在插入前，在连接的透明帽的远端边缘处收紧手柄，到达需要切除的病灶区域后，用电止血钳夹住病灶顶部，引导圈套器抓住黏膜下肿物，套取需要牵引的部位后松开并取出异物钳。此方法在剥离过程中，需要一个单独的助手拉或推圈套器，根据需要精确地调整病变的角度，以获得清晰的视野。还有学者发明了一种预套环技术：将止血夹通过内镜工作通道置入，抓住病变一侧的黏膜瓣，松开已预先套在镜上的圈套器并沿钳子移到止血夹边，收紧圈套器以抓紧止血夹，然后释放止血夹，通过独立于内镜的圈套器和止血夹实现牵引。日本也有公司直接设计出相应辅助装置 EndoTrac，它由带环的线、塑料鞘和 T 形手柄组成。将线连接到止血夹后，通过操作手柄来调节止血夹和塑料鞘尖端之间的距离。进行黏膜切开后，将 EndoTrac 装置连接到止血夹并放在病变肛侧边缘，通过改变内镜和护套的位置来改变（向右或向左）牵引方向，我们将这种技术命名为"起重机技术"。临床操作中，相较于其他牵引方式所需材料或设备，圈套器作为常规的内镜治疗器械，获取十分方便，同时操作过程相当简便，操作较为灵活，实用性强，值得临床上广泛应用。

2015 年我国学者蔡世伦等报道了一种带线尼龙皮圈牵引技术，该方法是将牙线固定在尼龙皮圈的头端，用尼龙皮圈圈套病变组织，通过牙线进行牵引，使肿瘤与周围组织的边界变得清晰。与单独使用尼龙绳圈套肿瘤相比，在圈套过程中，由于牙线的体外牵拉，为尼龙绳提供了一个侧向拉力，因此在狭小空间中进行圈套更为容易，另外在操作过程中，尼龙绳不易脱落。但牙线可能切割瘤体及周围组织，造成出血。

2017 年 Mori 等报道应用线环牵引辅助结直肠 ESD，该方法利用环形线和止血夹提供反牵引力，通过二氧化碳注入量的比例，调整环形线提供的反牵引力的强度辅助 ESD 进行，该方法成本低廉。Sudo 等对该方法进行了一些改良，使之更容易改变牵引方向。作为一种新方法，仍需要更多的前瞻性研究和临床实践，以及实现多部位的应用，以证明该项技术的可行性。

2018 年 Nomura 等报道应用了止血夹组合制锚牵引法，该方法操作简单，可以获得有效的牵引力，使黏膜下层暴露清晰，切除的病变用止血夹固定于对侧，可以用电止血钳从黏膜上取出病变。但该项技术手术病例较少，需要更多的前瞻性研究及手术证实此项技术的可行性。

2020 年 Shuichi 等在食管 ESD 过程中，将传统夹线牵引技术进行了一些改进。在传统的夹线牵引技术中，先要沿病灶边缘预切开黏膜，部分剥离，需要牵引时用带线止血夹夹住病灶近侧黏膜的边缘，通过牵拉细线，使黏膜充分抬起，暴露黏膜下间隙，再逐步进行剥离，至病灶完全切除。而改进的技术中，在黏膜下注射后，先在病灶远端边缘切开，然后直接用带线止血夹夹住病灶近端黏膜的边缘，再进行切开，这样避免了将止血夹附着在食管肌肉层。Fraile-López M 等则将夹线牵引技术与食管隧道技术结合进行食管 ESD，取得了较好的效果，值得进一步研究。

目前，各种 ESD 牵引方法多种多样，各具优缺点，应根据实际情况酌情使用。随着越来越多辅助牵引技术的出现，以及各种牵引技术的改进，相信在不久的将来，将会出现更多安全、便捷、实用的牵引技术。

（李知航　张学彦）

参 考 文 献

［1］Oyama T, Kikuchi Y, Shimaya S, et al. Endoscopic mucosal resection using a hooking knife（hooking EMR）. Stomach Intest, 2002, 37（9）: 1155-1161.

［2］Kondo H, Gotoda T, Ono H, et al. Percutaneous traction-assisted EMR by using an insulation-tipped electrosurgical knife for early stage gastric cancer. Gastrointest Endosc, 2004, 59: 284-288.

［3］Saito Y, Emura F, Matsuda T, et al. A new sinker-assisted endoscopic submucosal dissection for colorectal cancer. Gastrointest Endosc, 2005, 62: 297-301.

［4］Chen PJ, Chu HC, Chang WK, et al. Endoscopic submucosal dissection with internal traction for early gastric cancer（with video）. Gastrointest Endosc, 2008, 67: 128-132.

［5］Imaeda H, Hosoe N, Ida Y, et al. Novel technique of endoscopic submucosal dissection using an external grasping forceps for superficial gastric neoplasia. Dig Endosc, 2009, 21: 122-127.

［6］Teoh AY, Chiu PW, Hon SF, et al. Ex vivo comparative study using the Endolifter Ⓡ as a traction device for enhancing submucosal visualization during endoscopic submucosal dissection. Surg Endosc, 2013, 27: 1422-1427.

［7］Chung H, Dhumane P, Liu KH, et al. Endoscopic submucosal dissection with a novel traction method using a steerable grasper: a feasibility study in a porcine model. Surg Innov, 2014, 21: 5-10.

［8］Hirota M, Kato M, Yamasaki M, et al. A novel endoscopic submucosal dissection technique with robust and adjustable tissue traction. Endoscopy, 2014, 46: 499-502.

［9］Fusaroli P, Grillo A, Zanarini S. Usefulness of a second endoscopic arm to improve therapeutic endoscopy in the lower gastrointestinal tract Preliminary experience—a case series. Endoscopy,

2009, 41 (11): 997-1000.

[10] Sakamoto N, Osada T, Shibuya T, et al. Endoscopic submucosal dissection of large colorectal tumors by using a novel spring-action S-O clip for traction (with video). Gastrointest Endosc, 2009, 69: 1370-1374.

[11] Gotoda T, Oda I, Tamakawa K, et al. Prospective clinical trial of magnetic-anchor-guided endoscopic submucosal dissection for large early gastric cancer (with videos). Gastrointest Endosc, 2009, 69: 10-15.

[12] Matsuzaki I, Hattori M, Hirose K, et al. Magnetic anchor-guided endoscopic submucosal dissection for gastric lesions (with video). Gastrointestinal Endoscopy, 2018, 87 (6): 1576-1580.

[13] Ho KY, Phee SJ, Shabbir A, et al. Endoscopic submucosal dissection of gastric lesions by using a Master anf Slave Transluminal Endoscopic Robot (MASTER). Gastrointestinal Endoscopy, 2010, 72 (3): 593-599.

[14] Li CH, Chen PJ, Chu HC, et al. Endoscopic submucosal dissection with the pulley method for early-stage gastric cancer (with video). Gastrointestinal Endoscopy, 2011, 73 (1): 163-167.

[15] Matsumoto K, Nagahara A, Sakamoto N, et al. A new traction device for facilitating endoscopic submucosal dissection (ESD) for early gastric cancer: the "medical ring". Endoscopy, 2011, 43: E67-E68.

[16] Diana M, Chung H, Liu KH, et al. Endoluminal surgical triangulation: overcoming challenges of colonic endoscopic submucosal dissections using a novel flexible endoscopic surgicalplatform: feasibility study in a porcine model. Surg Endosc, 2013, 27 (11): 4130-4135.

[17] Zhang Q. Cannula-guided snare with endoclip to assist in endoscopic submucosal dissection: an in vivo animal study. Minim Invasive Ther Allied Technol, 2019, 28: 227-233.

[18] Lü MH, Fu KI, Wang ZQ, et al. Traction with snare during endoscopic submucosal dissection of a gastrointestinal stromal tumor in the gastric fundus. Endoscopy, 2016, 48 (Suppl 1): 183-185.

[19] Ota R, Doyama H, Tsuji K, et al. Deep colonic endoscopic submucosal dissection using a modified clip and snare method incorporating a pre-looping technique. BMJ case reports, 2015, pii: bcr2014207918. doi: 10. 1136/bcr-2014-207918.

[20] Hiroya Sakaguchi, Takashi Toyonaga, Hidetoshi Kaku, et al. The crane technique: a novel traction method for use during rectal endoscopic submucosal dissection. Endoscopy, 2019, 51: 88-89.

[21] 蔡世伦, 钟芸诗, 时强, 等. 体外牵引辅助在内镜治疗上消化道黏膜下肿瘤中的应用. 中华消化内镜杂志, 2015, 32 (12): 843.

[22] Sudo G, Tanuma T, Suzuki Y. Multiloop method for traction during colorectal endoscopic submucosal dissection. Null, 2019, 4 (1): 11-13.

[23] Mori, Hirohito, Kobara, et al. Novel effective and repeatedly available ring-thread counter

traction for safer colorectal endoscopic submucosal dissection. Surgical Endoscopy, 2017, 31 (7)：3040-3047.

[24] Nomura, Tatsuma, Kamei, et al. New closure method for a mucosal defect after endoscopic submucosal dissection：the clip-on-clip closure method. Endoscopy：Journal for Clinical Use Biopsy and Technique, 2018, 50 (5)：547.

[25] Ye L, Yuan X, Pang M, et al. Magnetic bead-assisted endoscopic submucosal dissection：a gravity-based traction method for treating large superficial colorectal tumors. Surg Endosc, 2019, 33：2034-2041.

[26] Imaeda H, Hosoe N, Kashiwagi K, et al. Advanced endoscopic submucosal dissection with traction. World J Gastrointest Endosc, 2014, 6 (7)：286-295.

[27] 谢霞. 带线钛夹牵引在食道病变及胃异位胰腺内镜黏膜下剥离术中的应用. 第三军医大学博士学位论文, 2017, 10：1.

[28] Yamamoto H, Kawata H, Sunada K, et al. Successful en-bloc resection of large superficial tumors in the stomach and colon using sodium hyaluronate and small-caliber-tip transparent hood. Endoscopy, 2003, 35 (8)：690-694.

[29] Kobayashi T, Gotohda T, Tamakawa K, et al. Magnetic anchor for more effective endoscopic mucosal resection. Jpn J Clin Oncol. 2004, 34 (3)：118-123.

[30] Teoh AY, Chiu PW, Hon SF, et al. Ex vivo comparative study using the Endolifter (R) as a traction device for enhancing submucosal visualization during endoscopic submucosal dissection. Surg Endosc, 2013, 27 (4)：1422-1427.

[31] Saito Y, Emura F, Matsuda T, et al. A new sinker-assisted endoscopic submucosal dissection for colorectal cancer. Gastrointest Endosc, 2005, 62 (2)：297-301.

[32] Li CH, Chen PJ, Chu HC, et al. Endoscopic submucosal dissection with the pulley method for early-stage gastric cancer (with video). Gastrointest Endosc, 2011, 73 (1)：163-167.

[33] Aihara H, Kumar N, Ryou M, et al. Facilitating endoscopic submucosal dissection：the suture-pulley method significantly improves procedure time and minimizes technical difficulty compared with conventional technique：an ex vivo study (with video). Gastrointest Endosc, 2014., 80 (3)：495-502.

[34] Miyamoto S, Ohya TR, Higashino M, et al. Clip with thread attachment prior to incision-new strategy for traction-assisted esophageal endoscopic submucosal dissection. Endoscopy, 2020, doi：10. 1055/a-1122-8269. [Epub ahead of print].

[35] Fraile-López M. Double-tunnel circumferential endoscopic submucosal dissection with double clip-band-line traction for an esophageal squamous neoplasm. Endoscopy, 2020, doi：10. 1055/a-1109-2365. [Epub ahead of print].

第二章　ESD 的辅助牵引技术分类

辅助牵引技术按照是否通过连通于体外器械传递施加牵引力可分为 ESD 体内牵引技术和 ESD 体外牵引技术。通过体外器械传递施加牵引力的辅助牵引技术，即体外牵引技术。靠置放于消化道内部的器械提供牵引力，不需要通过连通于体外器械的传递来施加牵引力，这种辅助牵引技术即体内牵引技术。体外磁体引导的磁锚引导牵引技术有其特殊性，其未通过连通于体外的器械传递施加牵引力，而是通过体外无形的"磁力"牵引体内独立的"锚"，因为体外磁体引导所施的力还是源自体外，所以本书将体外磁体引导的磁锚引导牵引技术列为体外牵引技术。本书中采取的分类如下：

一、ESD 体内牵引技术

包括：

1. 体位调整牵引技术
2. 重物牵引技术
3. 止血夹弹力圈联合牵引技术
4. 线环牵引技术
5. S-O 夹牵引技术
6. 止血夹组合制锚牵引技术
7. 磁锚引导体内牵引技术
8. 磁珠牵引技术

二、ESD 体外牵引技术

包括：

1. 夹线牵引技术
2. 滑轮牵引技术
3. 带线尼龙皮圈牵引技术
4. 外钳法牵引技术
5. 附通道钳夹法牵引技术
6. 经皮牵引技术
7. 磁锚引导体外牵引技术
8. 圈套器辅助牵引技术

9. 机器人辅助牵引技术

10. 新型手术平台牵引技术

11. 双通道内镜牵引技术

12. 双内镜牵引技术

13. 双气囊辅助牵引技术

上述的各种技术分类仅供参考，在第三篇中详细逐个介绍。

（张学彦　徐　丹）

第三篇

ESD 的辅助牵引技术各论

第一章　ESD 体内牵引技术

第一节　体位调整牵引技术

一、简介

ESD 仍然是一个技术难题，组织张力的维持和良好的黏膜下暴露是保证手术安全有效的重要因素之一。虽然牵引方法多种多样，但重力牵引是治疗结直肠 ESD 最有效的方法之一，通过体位改变充分暴露病变组织，是体内牵引的最简单方法，通过患者自主改变体位，在重力的作用下使病变组织充分暴露，达到有效的牵引，便于手术操作，不需要任何附加装置，通过改变患者体位，可以利用重力的牵拉而产生适当牵引力，有利于暴露剥离视野。胃 ESD 时患者的体位多仅限于左侧卧位，因为右侧卧位会使内镜操作性变差，不利于进行 ESD 微细动作，所以很少用。左侧卧位时，如果进行食管 ESD，食管左侧壁为重力低位，在标记环切完成后，自重力高位向重力低位进行剥离，即从病变组织上侧开始向下侧进行剥离，食管前壁或后壁的病变组织可以受到重力牵引而翻转，可以较好地暴露手术视野，便于手术完成。进行贲门 ESD 时，胃底为重力低位，在标记环切完成后，从口侧向肛侧进行剥离，病变组织会受到重力牵引翻转，有利于暴露手术视野，促进手术顺利完成。进行胃底、胃体部 ESD 时，胃大弯侧为重力低位，标记环切完成后，从病变上侧向下侧进行剥离，胃前壁或后壁的病变组织会受到重力牵引而翻转，从而较好地暴露手术视野，便于手术完成。进行胃角 ESD 时，胃底为重力低位，标记环切完成后，自病变远侧即肛侧向口侧进行剥离，病变组织边缘在重力作用下会向口侧回缩翻转，较好地暴露手术视野，有利于手术完成。

肠管走向变异度大，位置不固定，特别是乙状结肠和横结肠系膜游离，有很大的活动度和伸缩性，易在腹腔处弯曲成角，所以进行 ESD 治疗时，需要对不同部位采取不同的体位和手法。结肠 ESD 时允许有各种体位，包括朝后俯卧位或者完全仰卧位。选择切开线应位于重力上方，如在对直肠左侧病变进行剥离术时，建议患者行右侧卧位，这会导致皮瓣被牵拉到管腔中心的一侧。因为常规肠镜检查左侧位时，左侧属于最低位，粪水易集聚于左侧，不利于暴露手术视野。

利用重力作用将病灶和操作视野与肠腔内的粪水、血液等分离，避免因浸于粪水和血液中导致操作困难。然而在剥离早期，黏膜下暴露可能并不充分，随着剥离的进行，游离病变的重量增加，通过调整体位，患者旋转一定角度，游离病变由于重力的作用，牵引力增加，病变组织暴露更加明显（图 3-1-1、图 3-1-2）。此时，重力牵引力可能不够，可以通过透明帽和黏膜下注射来补充。也可以于环切病变组织后在黏膜下层夹上一枚重物，通过重力夹的重力牵拉黏膜下层，从而增加术中牵引力。

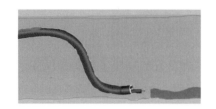 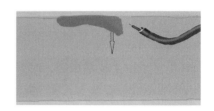

图 3-1-1　未充分剥离　　　　　　　　　图 3-1-2　旋转 180°后，自身重力下牵引

二、适应证和禁忌证

（一）适应证　结直肠病变以及牵引方向不好调整等使得牵引装置使用受限，特别在近端结肠中；病变位于消化道液及粪便聚积部位，影响手术视野，而其他牵引方法无法发挥作用，这时我们就可以通过改变体位使黏液及粪便位于病变下方使得黏膜下层暴露的更充分，手术视野更清晰清洁，使 ESD 变得更容易。余同第一篇第二章 ESD 适应证与禁忌证。

（二）禁忌证　同第一篇第二章 ESD 适应证与禁忌证。

三、术前准备

（一）器械准备　胃镜、结肠镜、透明帽、切开刀、止血钳、注射针、圈套器、EndoTrac、止血夹、套管等。

（二）患者准备　同第一篇第三章 ESD 术前准备。

四、操作方法

（一）确定病变范围与深度　了解病灶的部位、大小和形态，结合染色和放大内镜检查确定病灶的范围、性质和浸润深度。

（二）病灶边缘标记　用电凝刀在病灶周围进行电凝标记，对黏膜病灶标记点离开病灶边缘至少 5mm，对黏膜下病变紧靠病灶边缘标记。

（三）黏膜下注射　将 5ml 0.2% 靛胭脂、2ml 1% 肾上腺素和 100ml 生理盐水混合配制的混合溶液自远端至近端于病灶边缘标记点外进行多点黏膜下注射，每点至少 2ml 至黏膜明显隆起。

（四）切开病变外侧缘黏膜　应用切开刀沿病灶边缘标记点切开黏膜。

（五）调整患者体位　使得已经剥离下的组织在重力牵引下位于病变组织下方，使手术视野充分暴露，完整大块地切除病灶。术中保持直视下操作，并注意随时止血。

（六）创面处理　对创面可见的小血管应用氩离子血浆凝固术凝固治疗，较大血管用热活检钳电凝，必要时应用止血夹闭合创面或血管。

五、操作注意事项

无痛患者需要体位变动时，注意防止误吸。

六、并发症及处理

同第一篇第六章 ESD 并发症及处理。

七、效果评价

组织张力的维持和良好的黏膜下暴露是保证手术安全有效的重要因素之一。各种使用辅助装置的牵引方法已经开发出来，可能对困难的病例有用。重力牵引是一种简单的方法，而且对大多数大肠 ESD 病例也是一种有用的方法，是 ESD 的基本操作策略之一，常常决定术者的手术策略。体位调整牵引技术相较于其他牵引技术方法更加简单，只需要体位调整，而不需要特殊设备辅助，在较多情况下就可以达到手术视野的较好暴露。但也有其局限性，需要患者的配合，在全身麻醉状态下实施较为不便，对于肥胖患者更为不便。体位调整牵引技术虽简便，但有时力度有限，效果也有限，往往需要结合其他牵引方法才能实现良好的牵引效果。

（高孟亮　张学彦）

参 考 文 献

［1］Lee BI. Debates on colorectal endoscopic submucosal dissection-traction for effective dissection：gravity is enough. Clin Endosc，2013，46（5）：467-471.

［2］Fukami N. What we want for ESD is a second hand！Traction method. Gastrointest Endosc，2013，78（2）：274-276.

［3］Saito Y，Emura F，Matsuda T，et al. A new sinker-assisted endoscopic submucosal dissection for colorectal cancer. Gastrointest Endosc，2005，62（2）：297-301.

［4］Higuchi K，Tanabe S，Azuma M，et al. Double-endoscope endoscopic submucosal dissection for the treatment of early gastric cancer accom-panied by an ulcer scar（with video）. Gastrointest Endosc，2013，78（2）：266-273.

［5］沈睿炜，孙聪，郑惠虹，等. ESD 术治疗上消化道疾病 50 例. 世界华人消化杂志，2014，22（5）：730-734.

［6］大圃研，港洋平，大圃流 ESD 手术技巧［M］. 沈阳：辽宁科学技术出版社，2019.

［7］赵鑫，姚方. 内镜黏膜下剥离术的辅助牵引技巧. 中华消化内镜杂志，2019，36（8）：541-547.

［8］周平红，姚礼庆. 大肠病变的 ESD 治疗. 2009 南方消化论坛暨第五届全国肠道疾病学术大会，2009：115-121.

［9］Hijikata Y, Ogasawara N, Sasaki M, et al. Endoscopic submucosal dissection with sheath-assisted counter traction for early gastric cancers. Dig Endosc, 2010, 22（2）：124-128.

第二节　重物牵引技术

一、简介

重物牵引技术是将重物固定于部分切开的黏膜，利用重物的重力，将部分切开的黏膜向下牵引，使黏膜下层切割线清晰可见，牵引的方向通过改变病人的体位来控制。2005 年 Saito 等报道了应用重物牵引辅助结直肠癌 ESD，利用重力使已经分离的组织向剥离方向远端脱垂，从而充分暴露手术视野。

二、适应证和禁忌证

（一）适应证　应用于困难位置，包括有瘢痕组织的 ESD。余同第一篇第二章 ESD 适应证与禁忌证。

（二）禁忌证　同第一篇第二章 ESD 适应证与禁忌证。

三、术前准备

（一）器械准备　胃镜、结肠镜、切开刀、注射针、止血夹，重力辅助牵引系统包括 3 部分：重量 1g 大小 6mm×4mm×4mm 的重物、金属夹及尼龙线（图3-1-3）等。

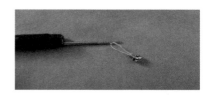

图 3-1-3　重力牵引辅助系统：用尼龙线将一个重 1g 大小 6mm×4mm×4mm 的重物与金属夹相连

（二）患者准备　同第一篇第三章 ESD 术前准备相关内容。

四、操作方法

（一）确定病变范围与深度　了解病变的部位、大小和形态，结合染色和放大内镜检查确定病灶的范围、性质和浸润深度。

（二）病灶边缘标记　明确病灶边界，并标记。

（三）黏膜下注射　于病灶边缘行多点黏膜下注射，通过将注射液注入黏膜下层提起病灶，与肌层分离。

（四）预切开　用切开刀在黏膜上做一个环形切口。

（五）黏膜下层切开及部分剥离　内镜从胃肠腔中撤出，连接重力辅助牵引系统。

（六）黏膜下剥离及重力辅助牵引系统的制备和置入

1. 连接一个金属夹到旋转夹装置的顶端，并向后拉入鞘内。

2. 尼龙线和重物被固定在可旋转止血夹的顶端，旋转夹装置可通过内镜工作孔道，随后将携带重力辅助牵引系统的内镜再次插入胃肠腔，携带重力辅助牵引系统的止血夹从鞘中推出。

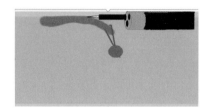

3. 止血夹夹附在剥离口侧端黏膜边缘的合适位置（图 3-1-4）。

图 3-1-4　止血夹夹附在剥离口侧黏膜边缘

（七）牵引　依靠重物的重力，将部分切开的黏膜向下牵引，使黏膜下层切割线清晰可见，牵引的方向通过改变患者的体位来控制。

（八）检查高度组织残留　ESD 完成后，将切除的标本与重力辅助牵引系统一起取出，并检查病灶边缘是否有肿瘤组织残留。

（九）创面处理　使用电凝止血，必要时置放止血夹。

五、操作注意事项

1. 注意将系有重物的金属夹选择夹闭于口侧端黏膜，钳夹需要确切和牢固，防止意外脱落。

2. 注意充分利用重力最高点原理逐层向肛侧剥离病灶黏膜。

六、并发症及处理

同第一篇第六章 ESD 并发症及处理。

七、效果评价

ESD 是单镜操作，缺乏外科手术类似的有效牵引手段，要充分暴露视野，首先需要依靠重力，利用重力使已经分离的组织向剥离方向远端脱垂，充分暴露手术视野；其次除手术时患者体位的选择外，需要一种无创的、简单的工具来直接显示黏膜下层，以减少结直肠 ESD 并发症的风险，重物牵引辅助是一种很好的选择。2005 年 Saito 等首次报道了 4 例应用重物牵引辅助结直肠癌 ESD，此技术可以有效暴露黏膜下视野，减少因黏膜下血管切割导致的出血和因低估黏膜下层深度导致的穿孔等并发症，可更好地暴露黏膜下层的切割线，辅助成功整块切除病灶，证实了重物辅助 ESD 是完整切除早期大面积浅表性结直肠癌的有效方法，包括部分黏膜下抬起征不好的病灶。另外，使用重物牵引系统辅助 ESD 可以减少手术时间，而且它与标本一起被回收，不会对患者造成任何伤害。此项技术也有一些局限性，一方面，连接重物牵引系统时需要将内镜从胃肠腔中取出，反复插入内镜会增加患者痛苦；另一方面，钳夹牵引用的重物有意外脱落的可能性。目前手术病例较少，经验还需要积累，需要更多的前瞻性研究及手术证实此项技术的可行性。

（王晓鹤　冯丽梅）

参 考 文 献

[1] 赵鑫，姚方. 内镜黏膜下剥离术的辅助牵引技巧. 中华消化内镜杂志，2019，36（8）：541-547.

[2] Saito Y, Emura F, Matsuda T, et al. A new sinker-assisted endoscopic submucosal dissection for colorectal cancer. Gastrointest Endosc, 2005, 62 (2)：297-301.

[3] 谢小妹. 改良 ESD 与经典 ESD 在治疗早期食管癌及癌前病变中的手术效率对比. 兰州大学，2018.

第三节　止血夹弹力圈联合牵引技术

一、简介

止血夹弹力圈联合牵引技术为一种体内牵引技术，弹力圈依靠自身的延伸即可在体内提供作用力，促进口侧和肛侧病变剥离，特别适用于 ESD 手术操作困难位置。

二、适应证和禁忌证

（一）适应证　操作困难位置 ESD，黏膜下层纤维化 ESD，大面积病灶 ESD。余同第一篇第二章 ESD 适应证与禁忌证。

（二）禁忌证　乳胶过敏者禁用。余同第一篇第二章 ESD 适应证与禁忌证。

三、术前准备

（一）器械准备　胃镜、结肠镜、注射针、透明帽、弹力圈（图 3-1-5）、止血夹、3-0 丝线、切开刀、电止血钳等。

（二）患者准备　同第一篇第三章

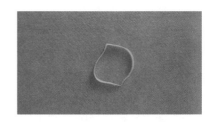

图 3-1-5　弹力圈

ESD 术前准备。

四、操作方法

（一）确定病变范围与深度　了解病变的部位、大小和形态，确定病灶的范围、性质和浸润深度。

（二）病灶边缘标记　明确病灶边界，距病灶边缘 3~5mm 处进行标记。

（三）黏膜下注射　于病灶边缘行多点黏膜下注射，通过将注射液注入黏膜下层提起病灶，与肌层分离。

（四）预切开　用切开刀做小切口和病变标记点周围的黏膜切割。

（五）黏膜下剥离及止血夹与弹力圈联合牵引技术辅助 ESD（图 3-1-6）。

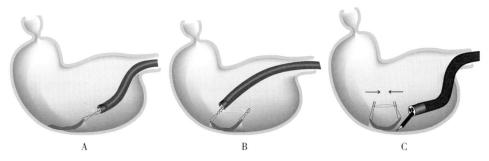

图 3-1-6　止血夹弹力圈牵引辅助 ESD 体内模式图

A 和 B 为连接剥离黏膜边缘和病变的对侧；C 在拉起病变和打开切除边缘时，可通过弹性材料的张力迅速完成剥离

1. 在体外用 3-0 丝线将医用弹力圈扎于止血夹一侧臂上（图 3-1-7），可与止血夹一起缩回收纳于释放器鞘内。

2. 在体内完成预切开黏膜。

3. 止血夹带着上述牵引装置通过内镜活检孔道后，将止血夹固定于适于牵引的病灶边缘部，经内镜活检孔道第 2 个止血夹侧臂穿过弹力圈固定于病灶上第 1 个夹子的对侧边缘；对于较大的病灶，如果无法用一种能够跨越病灶两侧的装置完成牵拉，可以使用附加的皮圈装置。

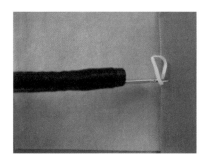

图 3-1-7　用 3-0 丝线将弹力圈连接于止血夹一侧臂上

4. 病灶表层黏膜随弹力作用外翻，暴露视野，方便完成黏膜下剥离。

5. 剥离完成后，使用电止血钳止血及标本回收。

（六）创面处理　必要时放置止血夹闭创面。

五、操作注意事项

确保止血夹放置位置准确，以免牵引方向错误，影响 ESD 的安全性及有效性。

六、并发症及处理

同第一篇第六章 ESD 并发症及处理。

七、效果评价

黏膜下剥离困难的主要原因是黏膜下层切口线的盲入和视野模糊不清，存在出血和穿孔的风险。止血夹弹力圈联合牵引技术安全、有效，可应用于食管、胃及结直肠病变的切除。该技术中所使用的弹力圈材质已在临床广泛使用，如食管静脉曲线套扎器的 O 型圈、外科无菌手套等，其在体内性质稳定，且在肠道内不会溶解，消毒后也不会变质。此外，该材料在动物模型中成功地通过了皮内反应、皮肤过敏反应、植入材料的全身反应和溶血反应等实验，对人体无害，而且有简单、无创、经济、安全等优势，可以通过弹性材料的张力快速完成剥离，不同于只改善视野的设备。另一个潜在优势是，夹附在标本上的夹子有助于组织病理学检查定位。

此项牵引技术可以安全有效地进行胃肠道黏膜剥离，Kenshi 等通过 37 例前瞻性病例对照研究证明止血夹弹力圈联合技术效果良好，减少了部分切除引起的局部复发，减少并发症。此项技术辅助 ESD 是可行的、安全的、易于使用，在 ESD 中实现口侧和肛侧的双侧进路，不受肿瘤位置限制，无论解剖难度大小，手术时间均较正常缩短，可通过适当的张力实现良好的可视化，有利于黏膜快速剥离，可以整块切除。

（王晓鹤　吕成倩）

参 考 文 献

[1] Matsumoto K, Nagahara A, Sakamoto N, et al. A new traction device for facilitating endoscopic submucosal dissection（ESD）for early gastric cancer：the "medical ring". Endoscopy, 2011；43：67-68.

[2] Konuma, H, Nagahara, A, Yao, T, et al. Development and clinical usability of a new traction device "medical ring" for endoscopic submucosal dissection of early gastric cancer. Surgical Endoscopy, 2013, 27（9）：3444-3451.

[3] Rodrigo L, Nicolas D, Quintero E, et al. Gastric endoscopic submucosal dissection assisted by a new traction method：the clip-band technique. A feasibility study in a porcine model（with

video). Gastrointestinal Endoscopy，2011，74（5）：1137-1141.

［4］Mathieu Pioche，Thierry Ponchon，Frédéric Pontette，et al. Endoscopic submucosal dissection with triangulated traction with clip and rubber band：the "wallet" strategy. Endoscopy：Journal for Clinical Use Biopsy and Technique，2018，50（9）：256-258.

［5］吴文明、魏志、孙自勤. 内镜下黏膜剥离术相关辅助牵引技术研究进展. 中华胃肠外科杂志，2016，19（1）：109-112.

第四节　线环牵引技术

一、简介

线环牵引技术无须特殊设备，成本较低，利用线环牵引可获得一定的反向牵引力，进而辅助完成 ESD。

二、适应证和禁忌证

同第一篇第二章 ESD 适应证及禁忌证。

三、术前准备

（一）器械准备　胃镜、结肠镜、切开刀，止血夹、注射针、透明帽，电止血钳、3-0 丝线、2.5ml 注射器等。

（二）患者准备

1. 术前需行凝血功能检测，若存在导致手术风险增高的因素，应纠正后再予手术。术前有抗凝剂和抗血小板药物的患者，服用抗凝药物的患者 ESD 前 4 天改为肝素，以维持国际标准化比值（INR）为 1.5，并在 ESD 前 3 小时停用肝素，ESD 后 3 小时肝素恢复，第 2 天抗凝血药物恢复。服用抗血小板药物的患者如服用盐酸噻氯匹定、硫酸氯吡格雷或阿司匹林改为 ESD 前 3 天服西洛他唑，在 ESD 当天停用西洛他唑。所有抗血小板药物均于术后第 2 天恢复使用。恢复用药后应密切观察以防术后出血；余同第一篇第三章 ESD 术前准备。

2. 术前禁食至少 6~8 小时，禁水至少 2 小时。

3. 全身麻醉、循环呼吸监测。

4. 签署内镜下治疗知情同意书。

四、操作方法

（一）确定病变范围与深度　了解病灶的部位、大小和形态，确定病灶的范围、性质和浸润深度。

（二）病灶边缘标记　明确病灶边界，距病灶边缘 3~5mm 处进行标记。

（三）黏膜下注射　于病灶边缘标记点外侧进行多点黏膜下注射，通过将注射液注入黏膜下层来提升黏膜将病灶抬起，与肌层分离，有利于 ESD 完整地切除病灶，而不容易损伤固有肌层，减少穿孔和出血等并发症的发生。

（四）切开 沿标记点外侧缘5mm切开病变周围全部环周黏膜。

（五）黏膜下剥离及线环辅助牵引技术 线环辅助牵引技术分为两种即线环牵引-单环和线环牵引-多环。

1. 线环牵引-单环 线环反向牵引，准备多种尺寸的环形线（8~20mm），在黏膜进行适度剥离需要牵引辅助时，用止血夹经内镜通道带入合适大小的环形线，用止血夹将环状线夹在需要牵引的黏膜上，释放止血夹，经内镜通道置入第2个止血夹，使止血夹一个臂钩起线环的另一端，通过内镜吸气，使胃肠腔空间变小，向上提起线环至对侧黏膜，将线环夹到对侧黏膜，释放止血夹，通内镜适量注气，打开胃肠腔，环形线环提供适当的牵引力，辅助ESD进行。如果需要更大的反向牵引力，可以此类推，增加放置第2个线环（图3-1-8、图3-1-9）。

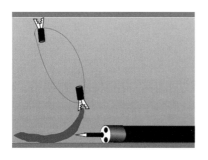

图3-1-8 典型的环形线反向牵引图示
将环形线通过内镜工作通道插入结肠，通过线环辅助，从而提起病变

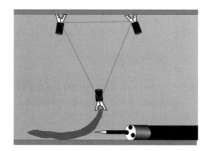

图3-1-9 随着黏膜下剥离的继续及线环牵引力的降低，增加第3个止血夹作用于环形线，以获得进一步的反向牵引

2. 线环牵引-多环（M环法） 用丝线和止血夹组成牵引装置，称为"M环法"。首先，把3-0丝线绑在2.5ml的注射器上，然后打一个圈，重复相同的步骤，打出两个环，并切断剩余的丝线（图3-1-10），形成M环（图3-1-11），环

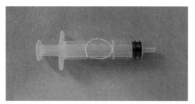

图3-1-10 将3-0丝线绑在2.5ml的注射器上，然后打一个圈，形成一个环，重复相同的步骤，打出两个环

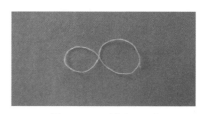

图3-1-11 创建M环

的数量可以根据不同情况进行调整，例如，我们在结肠中使用 2 个环，在直肠中使用 3 个环。将止血夹半开，M 环的末端连接到止血夹的根部（图 3-1-12），止血夹携带线环可通过内镜工作通道；止血夹将线环一端夹附在病变的止血夹夹附着在病变的近镜端，线环的另一侧用止血夹夹附着在病变的对侧消化道管壁（图 3-1-13）。

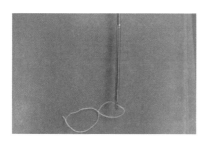

图 3-1-12　M 环的末端连接到止血夹的底部

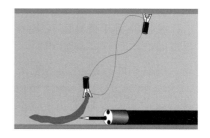

图 3-1-13　M 环法在 ESD 中应用的模式图
止血夹通过内镜工作通道，止血夹夹附在病变的近镜端，线环的另一侧用止血夹夹附着在病变的对侧消化道管壁

Sudo 等将 M 环法应用于横结肠侧向发育性肿瘤非颗粒型 ESD，黏膜环切后，首先 M 环附着于剥离病变的肛侧。然后，使用第 2 个 M 环实现更好的黏膜下层可视化，在 ESD 中获得了良好的视野，并在没有任何不良事件的情况下实现了整块切除。可以通过改变 M 环中环的数量来进一步调整长度和牵引力的大小，也可以根据情况通过增加或剪断 M 环来改变牵引力的方向。使用单回路方法时，很难改变牵引方向，因为在我们将其剪断后，就没有可以进行剪切的回路了。相比之下，M 环法有 2 个回路（3 个回路）是比较容易的，因为至少有一个回路的牵引力存在。

（六）创面处理　对剥离后创面上所有可见血管进行止血处理。

五、操作注意事项

1. 第 1 个止血夹钳夹位置要准确，钳夹组织量要合适。

2. 经内镜通道置入第 2 个止血夹，使止血夹一个臂钩起线环的另一端，需要配合内镜吸气，使胃肠腔空间变小，再注气才能发挥牵引作用。

3. 向上提起线环至对侧黏膜，将线环夹到对侧黏膜，此时注意提起的力度，太大易导致止血夹、线环脱落及标本损伤。

4. 内镜适量注气，打开胃肠腔牵拉线环，形成适当的牵引力，才能辅助 ESD 的进行。

5. 随着黏膜下剥离的继续和环形线牵引力的减小，需要继续增加止血夹进行牵引或增加线环或利用多环装置。

六、并发症及处理

同第一篇第六章 ESD 并发症及处理。

七、效果评价

此技术所需材料方便易得，成本费用较低；操作时间短，平均只需要 1.8 分钟就可以制作环丝并将其放入病灶内。此外，可以通过线环的反复固定和剪切实现获得反向牵引力。线环牵引除了提供良好的反向牵引力外，对于 ESD 后的人工溃疡，可以用此方法辅助内镜下预防性闭合 ESD 术后创面，预防迟发性穿孔和 ESD 术后的炎症反应。此法可以在结肠直肠等操作困难、高风险部位 ESD 剥离时获得清晰的手术视野，减少了穿孔和出血等不良事件的发生，而且不需要任何特殊设备，是一种简单、低成本、效果较好的 ESD 辅助牵引技术。

（王晓鹤　张金峰）

参 考 文 献

［1］Suzuki Yuichiro, Tanuma Tokuma, Nojima Masanori, et al. Multiloop as anovel traction method in accelerating colorectal endoscopic submucosal dissection. Gastrointestinal endoscopy, 2020, 91（1）：451-457.

［2］Mori, Hirohito, Kobara, Hideki, et al. Novel effective and repeatedly available ring-thread counter traction for safer colorectal endoscopic submucosal dissection. Surgical Endoscopy, 2017, 31（7）：3040-3047.

第五节　S-O 夹牵引技术

一、简介

2009 年两位日本学者 Sakamoto 和 Osada 以弹簧、止血夹和尼龙圈为基础设计出一种体内牵引技术，并以两人名字的首字母命名为 S-O 夹牵引技术。它的主要优点是可以在黏膜下剥离过程中直接观察切割线，辅助对大的、表浅性的结肠早期肿瘤的 ESD 切除。

二、适应证和禁忌证

同第一篇第二章 ESD 适应证与禁忌证。

三、术前准备

（一）器械准备　S-O 夹分为两种类型：弹簧 S-O 夹和橡胶条型 S-O 夹。弹簧 S-O 夹由一根弹簧、止血夹、尼龙圈组成。橡胶条型 S-O 夹由止血夹、尼龙绳、塑料护套、橡胶带、双尼龙环组成。还需准备胃镜、结肠镜、透明帽、切开刀、电止血钳、注射针等。

（二）患者准备　同第一篇第三章 ESD 术前准备。

四、操作方法

（一）确定病变范围与深度　了解病灶的部位、大小和形态，检查确定病灶的范围、性质和浸润深度。

（二）病灶边缘标记　明确病灶边界，距病灶边缘 3~5mm 处进行标记。

（三）黏膜下注射　于病灶边缘标记点外侧进行多点黏膜下注射，通过将注射液注入黏膜下层提升黏膜将病灶抬起，与肌层分离，有利于 ESD 完整地切除病灶，而不损伤固有肌层，减少穿孔和出血等并发症的发生。

（四）切开　沿标记点外侧缘 5mm 环周切开病变周围部分黏膜，进行病灶部分剥离后，选择牵引位点。

（五）S-O 夹辅助牵引技术　S-O 夹辅助牵引技术分为两种类型：弹簧 S-O 夹和橡胶条型 S-O 夹辅助牵引技术。

1. 弹簧 S-O 夹辅助牵引技术　弹簧 S-O 夹由长 5mm，宽 1.8mm 的弹簧组成，一端为止血夹，另一端为尼龙圈（图 3-1-14）。弹簧的长度在 1g 的力时不会受到影响，在 20g 时长度大约是原来的 10 倍。将 S-O 夹通过内镜工作通道送入胃肠道，使用止血夹将 S-O 夹夹附于需要牵引的剥离黏膜边缘，再使用另一个止血夹钩住附着在病变部位的 S-O 夹子的尼龙环，并将尼龙环固定到病变对侧的胃壁或肠壁上（图 3-1-15）。由装置施加在切开边缘上的牵引力使得黏膜下层切割线实现良好可视化，可以安全快速地剥离。在病变完整剥离后，将 S-O 夹从结肠壁上分离并与标本一起取出体外。

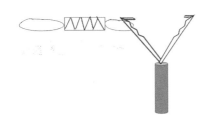

图 3-1-14　弹簧 S-O 夹的结构

它由一个 5mm 长 1.8mm 宽的弹簧和一个直径 4mm 的尼龙圈组成

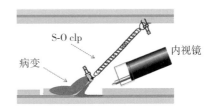

图 3-1-15　S-O 夹辅助 ESD 示意图

止血夹固定于对侧肠壁肛侧（图片引用自日本顺天堂大学消化内科坂本直人教授）

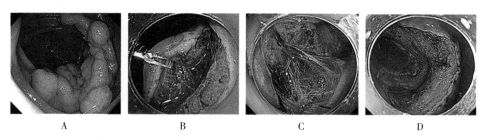

图 3-1-16   S-O 夹应用早期大肠癌（侧向发育型肿瘤颗粒型）

A. 75mm 的大肠侧向发育肿瘤；B. S-O 夹辅助牵引；C. 可见良好手术视野，进行安全剥离；
D. ESD 术后创面（图片引用自日本顺天堂大学消化内科坂本直人教授）

2. 橡胶条型 S-O 夹   橡胶条型 S-O 夹由止血夹、尼龙绳、橡胶条组成，另有塑料护套覆盖于橡胶条表面（图 3-1-17）。橡胶条型 S-O 夹可通过内镜工作通道，在环切及部分剥离肿瘤黏膜下层后，夹附于剥离黏膜的边缘（图 3-1-18），然后通过内镜插入另一止血夹（称为标准夹），连接附在 S-O 夹上的远端尼龙环，通常在与病变相对的位置上使用标准夹子锚定，从而达到牵引的目的，可在直视下剥离病变（图 3-1-19）。内镜下 ESD 完整切除病变后，用剪刀剪开尼龙环，将病变标本及 S-O 夹装置一同从患者体内取出（图 3-1-20）。

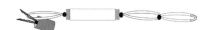

图 3-1-17   橡胶条型 S-O 夹结构

由止血夹、尼龙绳、橡胶条组成，另有塑料护套覆盖于橡胶条表面

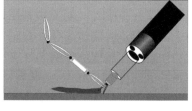

图 3-1-18   橡胶条型 S-O 夹辅助 ESD 示意图

环周切开后，S-O 夹附着于剥离黏膜边缘

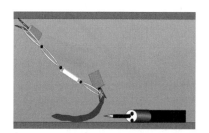

图 3-1-19   橡胶条型 S-O 夹辅助 ESD 示意图

通过内镜插入标准夹，钩住 S-O 夹上远端尼龙环，然后将其附着于病变对侧胃肠壁，提供牵引力，辅助剥离病灶

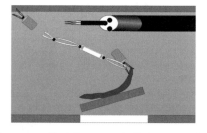

图 3-1-20   橡胶条型 S-O 夹辅助 ESD 示意图

完成黏膜下剥离后，剪短尼龙环，取出标本

（六）创面处理　对剥离后创面上所有可见血管进行预防性止血处理，必要时止血夹夹闭。

五、操作注意事项

1. S-O 夹可能会干扰内镜观察，尤其是在翻转位置。应慎重选择锚定部位，以避免在 ESD 需要翻转内镜时产生干扰。

2. 如果弹簧伸展超过 8cm，S-O 夹子的弹簧可能会断裂，因此应注意弹簧伸展的长度。

六、并发症及处理

同第一篇第六章 ESD 并发症及处理。

七、效果评价

S-O 夹主要优点为在初始黏膜切割后可以辅助更好地暴露黏膜下层，对病变的反向牵引作用有助于精确操作和提高剥离效率，同时通过反作用力减少黏膜下层注射量，这也是 ESD 需要解决的主要的技术困难。缩短手术时间可减少穿孔及腹膜炎风险。此外 S-O 夹辅助 ESD 还具有很多优点，包括易于使用，牵引方向可调整，可以在任何位置使用而无须取出内镜。S-O 夹是独立的，因此它的运动不受胃镜和结肠镜的限制。此外，该技术不需要任何额外的体外系统或额外的内镜牵引装置。一项 S-O 夹在胃 ESD 中功效的研究回顾性分析结果表明，S-O 夹子使胃 ESD 时间缩短了 25%，并且是安全的。应用 S-O 夹在内镜下剥离大的浅表结直肠肿瘤的前瞻性临床研究中，S-O 夹辅助 ESD 的手术时间明显缩短，肿瘤整块切除率和安全性也均优于传统 ESD。

不足之处：首先，第 2 个止血夹钩住 S-O 夹子的尼龙环夹附对侧胃肠壁可能会耗时较长。在此项回顾性研究中，夹附的平均时间是 4.4 分钟。但是，在某些情况下需要 5 分钟以上。虽然研究表明 S-O 组的手术时间较短，包括夹附需要的时间，但 S-O 夹结构的改进仍有空间。其次，S-O 夹子可能会干扰内镜操作，特别是在翻转位置。应慎重选择锚定部位，以避免在 ESD 需要翻转内镜时产生干扰。最后，如果 S-O 夹的弹簧过度伸展，长度超过 8cm 时，弹簧可能会断裂。然而，此项研究中没有出现弹簧破裂的情况。目前的研究仍有一些局限性，需要进行大样本量的、多中心随机对照试验以确定 S-O 夹的优越性。在临床应用相关 ESD 牵引技术时还需要注意，仍不能忽视重力和透明帽在 ESD 手术中的潜在牵引作用，尤其在深部肠道 ESD 手术中，因为易成袢的肠腔走行和较多的结肠皱襞使一些牵拉技术难以发挥优势。因此，根据肠腔残留液体方向判断正确的体位，以使剥离面在重力作用下获得理想的张力非常重要。

（王晓鹤　徐　丹）

参 考 文 献

[1] Sakamoto N, Osada T, Shibuya T, et al. Endoscopic submucosal dissection of large colorectal tumors by using a novel spring-action S-O clip for traction (with video). Gastrointest Endosc, 2009, 69: 1370-1374.

[2] Ritsuno, Hideaki, Sakamoto, et al. Prospective clinical trial of traction device-assisted endoscopic submucosal dissection of large superficial colorectal tumors using the S-O clip. Surgical Endoscopy, 2014, 28 (11): 3143-3149.

[3] 吴文明, 魏志, 孙自勤. 内镜下黏膜剥离术相关辅助牵引技术研究进展. 中华胃肠外科杂志, 2016, 19 (1): 109-112.

[4] Chen HY, Yamada M. Successful removal of a serrated lesion involving the appendiceal orifice using a traction device. Digestive Endoscopy: official journal of the Japan Gastroenterological Endoscopy Society, 2019, 31 (3): 333.

[5] Hashimoto R, Hirasawa D, Iwaki T, et al. Usefulness of the S-O clip for gastric endoscopic submucosal dissection (with video). Surgical Endoscopy, 2018, 32 (2): 908-914.

[6] Sakamoto N, Osada T, Shibuya T, et al. The facilitation of a new traction device (S-O clip) assisting endoscopic submucosal dissection for superfificial colorectal neoplasms. Endoscopy, 40 (SupplS 2): 94-95.

第六节　止血夹组合制锚牵引技术

一、简介

止血夹组合制锚牵引技术是一种新的牵引方法, 通过止血夹头柄相夹组合制成锚状物, 再以止血夹穿过所制成锚的中心, 再夹闭固定于合适位置, 施以牵引力。这种方法属于内牵引, 操作简单, 可以获得有效的牵引力, 使黏膜下层暴露清晰, 有助于安全有效地进行 ESD。

二、适应证和禁忌证

同第一篇第二章 ESD 适应证及禁忌证。

三、术前准备

（一）器械准备　胃镜、结肠镜、切开刀、止血夹、注射针、透明帽、电止血钳等。

（二）患者准备　同第一篇第三章 ESD 术前准备。

四、操作方法

（一）确定病变范围与深度　了解病变的部位、大小和形态, 确定病灶的范围、性质和浸润深度。

（二）病灶边缘标记　明确病灶边界，距病灶边缘 3~5mm 处进行标记。

（三）黏膜下注射　于病灶边缘行多点黏膜下注射，通过将注射液注入黏膜下层抬起病灶，与肌层分离。

（四）预切开　用切开刀做病变标记点周围的黏膜切割。

（五）黏膜下剥离及止血夹组合制锚牵引法辅助 ESD

1. 第 1 个止血夹夹闭于需要进行牵引的黏膜着力点上（图 3-1-21）。

2. 第 2 个止血夹放置于第 1 个止血夹的尾柄上（图 3-1-22）。

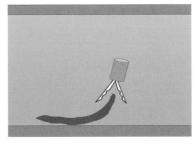

图 3-1-21　在病灶环周切开后，第 1 个止血夹放置在病灶一侧牵引位点的黏膜上

3. 第 3 个止血夹的一臂穿过第 2 个夹子的两臂间隙作为锚定，然后固定在对侧正常黏膜上（在第 2 个夹子的两臂间隙之间有足够的空间，可以添加第 4 个止血夹，以增强牵引力）（图 3-1-23）。

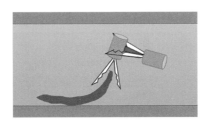

图 3-1-22　第 2 个止血夹放在第 1 个止血夹的尾柄上，第 2 个止血夹两臂之间的间隙（红色区域）被用作锚

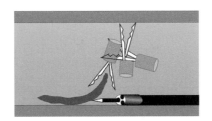

图 3-1-23　第 3 个止血夹的一个臂穿过间隙，然后固定在对侧正常黏膜上

4. 通过此种牵引，暴露黏膜下视野，方便完成黏膜下剥离。

5. 剥离完成后，使用电止血钳止血，回收标本。

（六）创面处理　必要时放置止血夹夹闭创面。

五、操作注意事项

操作中止血夹需提供足够夹闭力，以防止制锚时脱落。

六、并发症及处理

同第一篇第六章 ESD 并发症及处理。

七、效果评价

此章节所描述止血夹组合制锚牵引法辅助 ESD，以往夹子组合法有文献报道，用于 ESD 后创面封闭，与其原理相同，本操作方法可行且便利。使用止血夹组合制锚牵引法可通过提供足够牵引力实现黏膜下层可视化，操作简单，ESD 可安全进行，且可以安全地应用于狭窄的肠道如直肠、乙状结肠，以获得有效的牵引力，报道无不良事件发生。切除的病变用止血夹固定于对侧，用电止血钳从黏膜上取下病变。但该项技术手术病例较少，需要更多的前瞻性研究及经验积累。

（王晓鹤　张金峰）

参 考 文 献

[1] Jun Oyamada, Tatsuma Nomura, Shinya Sugimoto, et al. Colorectal endoscopic submucosal dissection using a clip-on-clip traction method. Endoscopy：Journal for Clinical Use Biopsy and Technique, 2018, 50 (8)：197-198.

[2] Nomura, Tatsuma, Kamei, et al. New closure method for a mucosal defect after endoscopic submucosal dissection：the clip-on-clip closure method. Endoscopy：Journal for Clinical Use Biopsy and Technique, 2018, 50 (5)：547.

第七节　磁锚引导体内牵引技术

一、简介

磁锚引导体内牵引技术是一种基于磁性牵引的内牵引辅助技术，特点是安全、简单、价廉。本方法是通过两个磁锚的磁体在胃肠中因磁力相互吸引而连接在一起，通过第 2 磁体对第 1 磁锚产生牵引力，来牵拉目标病灶边缘，通过内镜注气控制牵引的力度，可以更好地暴露剥离部位，有利于内镜下剥离、切开等操作，提高内镜下治疗的效率和安全性。

二、适应证和禁忌证

（一）适应证　上、下消化道 ESD，尤其适用于大面积病灶 ESD。余同第一篇第二章 ESD 适应证。

（二）禁忌证　磁体过敏者禁用。余同第一篇第二章 ESD 禁忌证。

三、术前准备

（一）器械准备　胃镜、结肠镜、磁体、透明帽、切开刀、电止血钳、注射针、止血夹等。

（二）患者准备　同第一篇第三章 ESD 术前准备。

四、操作方法

（一）确定病变范围与深度　了解病灶的部位、大小和形态，检查确定病灶的范围、性质和浸润深度。

（二）病灶边缘标记　明确病灶边界，距病灶边缘 3~5mm 处进行标记。

（三）黏膜下注射　于病灶边缘标记点外侧进行多点黏膜下注射，通过将注射液注入黏膜下层提升黏膜将病灶抬起，与肌层分离，有利于完整地切除病灶，而不损伤固有肌层，减少穿孔和出血等并发症的发生。

（四）预切开　沿标记点外侧缘 5mm 环周切开病变周围部分黏膜，进行病灶部分剥离后，需要牵引时，选择牵引位点。

（五）进行磁锚引导体内牵引技术辅助牵引

1. 退镜，从活检孔道插入止血夹，携带第 1 磁锚系统后重新插入内镜至病灶区。伸出夹子并张开，夹住目标部位后，释放止血夹，如此，第 1 磁锚随夹子固定在目标部位。

2. 退镜，从活检孔道插入第 2 个止血夹，携带第 2 磁锚系统后重新插入内镜至病灶区，选择病灶对侧胃肠壁，按照需要牵引的方向，伸出夹子并张开，夹住病灶对侧胃肠壁目标部位后，释放第 2 个止血夹，如此，第 2 个磁锚随夹子固定在对侧胃肠壁目标部位（图 3-1-24）。

3. 两个磁锚的磁体在胃肠中因磁力相互吸引而连接在一起，通过第 2 磁体对第 1 磁锚产生牵引力牵拉目标病灶边缘，牵引或提拉程度可以很容易地通过内镜注气来控制（图 3-1-25）。

4. 充分暴露内镜下剥离、切开的部位，有利于内镜下剥离、切开等操作，提高内镜下治疗的效率和安全性。

（六）创面处理　必要时放置止血夹闭创面。

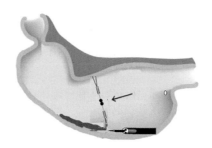

图 3-1-24 从活检孔道插入止血夹，携带第 1 磁锚系统后重新插入内镜至病灶区，第 1 磁锚随夹子固定在目标部位。退镜，从活检孔道插入第 2 个止血夹，携带第二磁锚系统后重新插入内镜至病灶区，选择病灶对侧胃肠壁，按照需要牵引的方向，将第 2 个磁锚随夹子固定在对侧胃肠壁目标部位

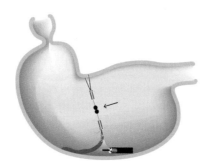

图 3-1-25 箭头所指位置表示两个磁锚的磁体在胃肠中因磁力相互吸引而连接在一起，由第 2 磁体对第 1 磁锚产生牵引力，来牵拉目标病灶边缘，牵引或提拉程度可以很容易地通过内镜注气来控制

五、操作注意事项

1. 注意两个磁锚系统钳夹位置的选择很重要，位置方向准确，才能实现有效牵拉。注意防止磁锚意外脱落。

2. 牵引力大小依赖于内镜注入气体量的调整，精确控制气体量才能精确控制牵引力。

六、并发症及处理

同第一篇第六章 ESD 并发症及处理。

七、效果评价

磁锚引导体内牵引技术辅助 ESD 是有效和安全的，特别是对胃后壁和大弯侧的病变。此外，这种方法显著改善了黏膜下剥离视野，减少了固有肌层损伤，提高了剥离效率。磁锚引导体内牵引技术可以替代外部磁铁牵引法，可以放置在胃的任何部位，获得适当的张力。这种装置的一个更大的优点是牵引的力度可以通过增加或减少管腔内气体量和胃肠的扩张程度来控制。缺点是需要反复进镜，浪费时间。气体注入过多，可能引起气体相关并发症，也不能实现方向可变的牵引。

（李熙荣　张学彦）

参　考　文　献

Dobashi A1，Storm AC1，Wong Kee Song LM1，et al. Efficacy and safety of an internal magnet traction device for endoscopic submucosal dissection：ex vivo study in a porcine model（with video）. Surg Endosc，2019，3（2）：663-668.

第八节　磁珠牵引技术

一、简介

磁珠牵引技术是一种基于磁性重力牵引的辅助牵引技术，特点是安全、简单、有效、价廉，可根据牵引要求通过增加磁珠数量来增加牵引力，磁珠发挥的作用主要是通过磁珠的重力进行牵引，且只有在相同位置添加额外的磁珠时，磁力才发挥作用，多个磁珠体串联形成磁珠串，增加牵拉重力，从而增加张力，更好地暴露剥离部位。操作过程是用止血夹将磁珠牵引系统引入病灶区，用止血夹夹住病灶边缘，释放止血夹，然后调整体位，进行重力牵引，酌情增加磁珠的数量，进一步增加牵引力。

二、适应证和禁忌证

（一）适应证　上、下消化道 ESD，尤其适于治疗大的近端结肠肿瘤，也可用于十二指肠和其余结直肠部位的 ESD 操作。余同第一篇第二章 ESD 适应证。

（二）禁忌证　同第一篇第二章 ESD 禁忌证。

三、术前准备

（一）器械准备　胃镜、结肠镜、透明帽、切开刀、电止血钳、注射针、止血夹、磁珠系统由 1.5g 磁珠（直径 10mm）和附线 2 根（长度分别为 20mm 及 10mm，这里使用的材料是缝合线或牙线，也可以选择不同的长度）（图 3-1-26）。

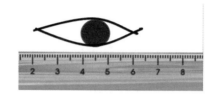

图 3-1-26　磁珠系统示意图

（二）患者准备　同第一篇第三章 ESD 术前准备。

四、操作方法

（一）确定病变范围与深度　了解病灶的部位、大小和形态，检查确定病灶的范围、性质和浸润深度。

（二）病灶边缘标记　明确病灶边界，距病灶边缘 3~5mm 处进行标记。

（三）黏膜下注射　于病灶边缘标记点外侧进行多点黏膜下注射，通过将注射液注入黏膜下层来提升黏膜，将病灶抬起，与肌层分离，有利于 ESD 完整地切除病灶，而不容易损伤固有肌层，减少穿孔和出血等并发症的发生。

（四）预切开　沿标记点外侧缘 5mm 环周切开病变周围部分黏膜，进行病灶部分剥离后，选择牵引位点。

（五）进行磁珠辅助牵引　剥离时黏膜下层视野暴露欠佳时（图 3-1-27）。

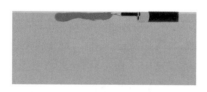

图 3-1-27　剥离时黏膜下层视野暴露欠佳

退镜，从活检孔道插入止血夹，携带磁珠系统后重新插入内镜至病灶区。伸出夹子并张开，夹住目标部位后，释放止血夹，如此，磁铁珠随夹子固定在目标部位，然后调整体位，进行重力牵引，可牵拉目标部位沿磁铁珠的重力方向受力而产生张力（图 3-1-28），可酌情增加磁珠的数量，进一步增加牵引力。使内镜下剥离、切开的部位充分暴露，有利于内镜下剥离、切开等操作，提高内镜下治疗的效率（图 3-1-29）。

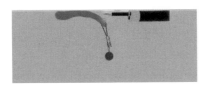

图 3-1-28　从活检孔道插入止血夹，携带磁珠系统后重新插入内镜至病灶区。夹住目标部位后，释放止血夹，如此，磁铁珠随夹子固定在目标部位，可牵拉目标部位沿磁铁珠的重力方向受力而产生张力，使内镜下剥离、切开的部位暴露

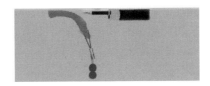

图 3-1-29　可酌情增加磁珠的数量，进一步增加牵引力，使内镜下剥离、切开的部位充分暴露

五、操作注意事项

1. 本技术操作需要经验丰富的内镜医师完成，经验较少的内镜医师操作有一定难度。

2. 磁珠夹持固定的位置需准确，注意防止意外脱落。

六、并发症及处理

同第一篇第二章 ESD 并发症及处理。

七、效果评价

单个磁珠体或磁珠串可为剥离面暴露不佳、操作空间狭窄、视野困难的手术目标部位提供牵拉，产生张力，使手术视野更清晰、有利于操作，提高了安全性。磁珠系统的一个有待改进之处是需要退镜和重新引入内镜，增加了手术操作时间，特别是右半结肠肿瘤的 ESD。另一个不足之处是需要通过改变患者的体位来调整牵引方向，尤其是对于麻醉状态下的肥胖患者来说，改变体位不方便。

（王金羽　张学彦）

参 考 文 献

[1] Ye L, Yuan X, Pang M, et al. Magnetic bead-assisted endoscopic submucosal dissection: a gravity-based traction method for treating large superficial colorectal tumors. Surg Endosc, 2019, 33 (6): 2034-2041.

[2] Bethge J, Ye L, Ellrichmann M, et al. Advanced endoscopic submucosal dissection with magnetic bead-assisted traction based on gravity for a flat colorectal neoplasm with severe fibrosis. Endoscopy, 2018, 50 (8): 824-825.

第二章　ESD 体外牵引技术

第一节　夹线牵引技术

　　夹线牵引技术是 ESD 使用比较广泛的一种辅助牵引技术。一般是在 ESD 病变剥离一定程度后，需要牵引辅助时，用带线止血夹夹住病灶口侧或肛侧（反转镜身操作时）黏膜的边缘，然后由助手适度用力向口侧方向拉住牙线等牵引线，保持一定的张力，充分暴露黏膜下间隙，使手术视野变得非常清晰，从而使手术过程更安全。Oyama 等于 2002 年最先报道了使用带线止血夹辅助牵引法，即用带有丝线的止血夹夹住黏膜进行牵拉，大量动物模型研究和临床试验证实夹线牵引法不仅适用于胃 ESD，也适用于食管、十二指肠、结直肠的 ESD，并能安全有效地缩短手术时间。

一、适应证和禁忌证

同第一篇第二章 ESD 适应证和禁忌证。

二、术前准备

（一）器械准备　电子胃镜、结肠镜、高频电发射器、氩气刀、注射针、切开刀、带线止血夹、透明帽、止血钳、甘油果糖—玻璃酸钠—亚甲蓝混合液等。

　　带线止血夹的准备：带线止血夹由可旋转止血夹和一根大约 2m 长的尼龙线或牙线组成，止血夹上的牙线打结很紧，不易松开，由于牙线的形状像一条扁平的丝带，与薄而圆柱形的丝线形成对比，黏膜损伤可能是最小的（图 3-2-1）。在病变环

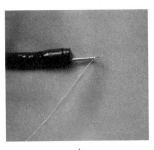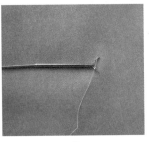

A　　　　　　　　　　　　　B

图 3-2-1　带线止血夹的准备

周切开及部分剥离需要牵引时，将线系在止血夹的一个翼的近端，然后将系好线的带线止血夹又重新装回止血夹释放器备用。

（二）患者准备

同第一篇第三章 ESD 术前准备。

三、操作方法及步骤

（一）病灶区做标记　使用电子内镜观察病变，然后使用色素内镜或光学染色以确定病变范围，用氩气刀或切开刀进行标记。

（二）黏膜下注射　用注射针进行黏膜下注射使病变抬举。

（三）切开、剥离　用切开刀沿病灶边缘预切开黏膜，部分剥离，需要牵引时用带线止血夹夹住病灶近侧黏膜的边缘，助手轻微用力向口侧方向拉住细线，保持一定的张力，使黏膜充分抬起，暴露黏膜下间隙，再逐步进行剥离，至病灶完全切除（图 3-2-2~图 3-2-6）。

（四）创面清理　对可见血管进行预防性止血，渗血部位使用电止血钳等止血，对剥离较深、肌层有裂隙者使用止血夹夹闭，术后给予禁食、胃肠减压、PPI 抑酸、抗生素预防感染及内科常规护理干预。

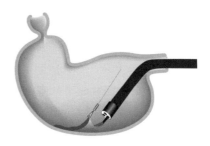

图 3-2-2　胃 ESD 示意图

在胃 ESD 中，用带线钛夹夹住病灶口侧黏膜的边缘，助手轻微用力向口侧方向拉住细线，保持一定的张力，使黏膜充分抬起，暴露黏膜下间隙，再逐步进行剥离，至病灶完全切除

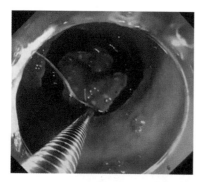

图 3-2-3　胃体大弯 ESD 手术中：用带线钛夹夹住病灶口侧黏膜边缘，释放带线钛夹

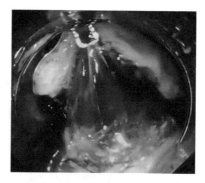

图 3-2-4　适度用力向口侧方向拉住牙线，保持一定张力，使黏膜充分抬起，暴露黏膜下间隙

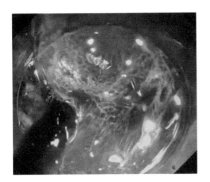

图 3-2-5　夹线牵引技术辅助下，视野清晰，逐步进行剥离

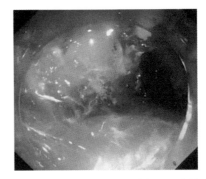

图 3-2-6　病灶大部分剥离后，夹线牵引技术辅助下牵引效果良好，已剥离部分充分提起

四、操作注意事项

在 ESD 手术期间，夹线易脱落，胃壁、肠壁蠕动也增加牵引力，所以当获得良好视野后，助手不宜再过度拉线，从而避免产生过度的牵引力和摩擦。

五、效果评价

多项研究证明，夹线牵引技术简单易行，不需要特殊装置和设备，该操作不会限制内镜移动，同时可以良好地暴露手术视野，适合应用于消化道各个部位的病变，有助于缩短 ESD 手术时间。

1. 在食管 ESD 中，食管管腔狭窄，很难获得良好的视野，在黏膜切开后病灶口侧黏膜的边缘使用带线止血夹夹持即可固定位置，在助手的帮助下，使病灶沿着与内镜相反的方向移动，产生有效的牵拉，使黏膜下间隙充分暴露，从而使病灶得以固定并获得良好的手术视野。因为食管为直行的管腔，所以无论病灶的大小和位置如何，都可以使用夹线近端牵引并持续到手术结束。目前已有多篇报道证实，夹线牵引技术可以缩短食管 ESD 手术时间，减小肌层损伤从而提高手术安全性。

2. 在十二指肠 ESD 中，因为十二指肠是高度弯曲的器官，与食管、胃相比，在弯曲处如十二指肠上下角施加牵引力更加困难，所以夹线牵引技术在十二指肠 ESD 中的使用受到限制。有一例病例报道，在胃镜下使用牙线和夹子牵引成功切除巨大的浅表非壶腹十二指肠上皮肿瘤，对于内镜可操作性差，纤维化严重或其他原因导致内镜难以进入黏膜下层的十二指肠 ESD 患者，积极使用牙线和夹子牵引法是有益的，夹线牵引法能辅助 ESD 快速、安全、成功切除十二指肠病变，尤其是十二指肠黏膜剥离困难、术中穿孔出血风险大的病变。

3. 在胃 ESD 中，因为胃的操作空间很大，胃的肌层比食管和结肠更厚，基本的牵引技术如重力牵引和内镜帽牵引就能够提供足够的牵引。所以在胃 ESD 中会有选择性的使用夹线牵引技术，如病灶位于胃体上部的胃大弯。当病灶主要位于胃的中上 1/3 处时，夹线牵引可在剥离面提供牵引力，将病灶的肛侧向口侧牵拉，翻转黏膜；当病灶位于胃的下 1/3 处时，牵拉病灶的口侧，夹线牵引可在剥离面提供牵引力。但是，由于夹线牵引的方向仅在口腔一侧，可能会限制位于贲门附近病变的剥离过程，因为当病变位于贲门时，操作空间很小。总的来说，根据近年来的文献报道，夹线牵引法可以更好地暴露黏膜下层并予以适当的牵拉，促进了黏膜剥离的快速进行，保证了较高的成功率和安全性。

4. 在常规的结直肠 ESD 中，需要重复黏膜切开和黏膜下剥离。与常规的结直肠 ESD 相比，夹线牵引技术操作简便、安全、效率高。夹线牵引技术最大的作用是使黏膜下层的可视状态得以保持，在剥离过程中，黏膜下层始终处于内镜可见视野内，并且血管及肌层清晰可见，能精确剥离，防止术中出血穿孔。其次，该技术提供的牵引力减少了剥离部位与电刀的接触面积。电流密度随着接触面积的减小而增大，从而提高了切割效率及切割速度，使 ESD 手术的时间缩短。用夹子和线固定大肠壁上的病灶，从而防止由于呼吸或动脉搏动而导致的病灶移动，并且有利于结肠镜的操作。夹线牵引技术简单易行。由于不需要特殊设备，所以全球范围内都使用这项技术。因此，夹线牵引技术在结直肠 ESD 中，不仅为术者提供了良好的视野，也安全有效地缩短了手术时间。

（陈亚楠　吕成倩）

参 考 文 献

［1］聂绪彪，于劲，樊超强，等. 带线钛夹在食管内镜下黏膜剥离术中的应用价值. 第三军医大学学报，2014，36（24）：2508-2510.

［2］Oyama T, Kikuchi Y, Shimaya S, et al. Endoscopic mucosal resection using a hooking knife（hooking EMR）. Stomach Intest, 2002, 37（9）：1155-1161.

［3］谢霞. 带线钛夹牵引在食道病变及胃异位胰腺内镜黏膜下剥离术中的应用. 第三军医大学博士学位论文，2017，10：1.

［4］田慧，孙畅，王策. 消化道早癌内镜黏膜下剥离术的配合及护理. 临床荟萃，2017，32（11）：943-945.

［5］Yamasaki Y, Takeuchi Y, Uedo N, et al. Efficacy of traction-assisted colorectal endoscopic submucosal dissection using a clip-and-thread technique：A prospective randomized study. Dig Endosc, 2018, 30（4）：467-476.

［6］Koike Y, Hirasawa D, Fujita N, et al. Usefulness of the thread-traction method in esophageal endoscopic submucosal dissection：randomized controlled trial. Dig Endosc, 2015, 27（3）：

303-309.

［7］Ota M，Nakamura T，Hayashi K，et al. Usefulness of clip traction in the early phase of esopha-
geal endoscopic submucosal dissection. Dig Endosc，2012，24（5）：315-318.

［8］Yoshida M，Takizawa K，Suzuki S，et al. Conventional versus traction-assisted endoscopic sub-
mucosal dissection for gastric neoplasms：a multicenter，randomized controlled trial（with
video）. Gastrointest Endosc，2018，87（5）：1231-1240.

［9］Suzuki S，Gotoda T，Kobayashi Y，et al. Usefulness of a traction method using dental floss and
a hemoclip for gastric endoscopic submucosal dissection：a propensity score matching analysis
（with videos）. Gastrointest Endosc 2016，83（2）：337-469.

第二节　滑轮牵引技术

一、概述

滑轮牵引技术是在夹线牵引技术基础上进行改进，使牵引力方向改变，从而产生向上或者远离剥离方向的牵引力（图3-2-7）。使得无论是简单病变还是复杂病变都能充分地暴露黏膜下层，使黏膜下层清晰可见，显著减少手术时间和技术难度，提高了 ESD 的有效性和安全性。

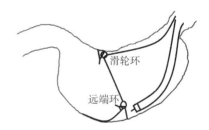

图 3-2-7　滑轮牵引技术辅助内镜下黏膜剥离模式图

二、适应证

当常规辅助牵引难以处理时，采用滑轮牵引技术能改变牵引力方向，有效地提供黏膜下层的良好可见性。已有研究表明，对于食管、胃、结直肠等部位的病变采用滑轮牵引法的 ESD 均能获得良好效果，完整切除病变，且术后出血穿孔等并发症少见。余同第一篇第二节 ESD 适应证与禁忌证。

三、禁忌证

在有肌肉牵拉征（在 ESD 术中，肌肉层被拉向肿瘤的特征即为肌肉牵拉征）的患者中，滑轮牵引技术无效，因为剥离困难不是由于解剖平面的视野不佳，而是因为肿瘤侵袭引起的严重纤维化。即使使用该技术，仍难以切除有肌肉牵拉征的病变。该技术也不适用于幽门或贲门的肿瘤，因为这两处管腔狭窄，故可供放置装置的空间有限。

四、术前准备

（一）器械准备　胃镜、结肠镜、透明帽、注射针、切开刀、内镜剪刀、电止血钳、止血夹、牙线、CO_2气泵、异物钳等。

（二）患者准备　同第一篇第三章 ESD 术前准备。

五、操作方法

（一）病灶标记　充分冲洗并吸引消化腔内黏液及残渣，术前使用 NBI、碘液等染色明确病灶边界后，用切开刀在病灶边缘约 0.5cm 处环周进行标记。

（二）黏膜下注射及环行切开　于病灶标记点外黏膜下注射配置的相应溶液，多点黏膜下注射，每点 2~3ml，直至局部黏膜隆起满意。

（三）环周切开　沿标记点外约 0.5cm 环行切开黏膜至黏膜下层。

（四）固定止血夹　有两种方法，即用第 2 个止血夹固定在病灶对侧黏膜和用第 2 个止血夹固定在病灶同侧黏膜。

1. 第 2 个止血夹固定在病灶对侧黏膜　用打结成的牙线圈等制作成远端环和滑轮环，在牙线远端绑上远端环，再穿上滑轮环，用钳子把带有牙线的远端环和滑轮环放进消化道腔内，远端环用第 1 止血夹和内镜固定装置固定在待切除病变的近端黏膜边缘上。用第 2 个夹子将滑轮环固定在病灶黏膜的对侧，使滑轮环远离远端环，产生向上和远离病变的牵引力，使滑轮环远离切面，拉出牙线时，切面黏膜的边缘抬起。

2. 第 2 个止血夹固定在病灶同侧黏膜　退镜，止血夹进入活检通道，止血夹头端安装第 1 个止血夹，将 3m 长的牙线固定在止血夹两臂中间交叉的空隙，把制好的直径约 1cm 的牙线圈串入 3cm 长的牙线并骑跨在一侧止血夹臂上后收回到透明帽中。再次进镜，轻轻抖动止血夹手柄并将牙线圈从一侧止血夹臂上滑落后，将第 1 个止血夹固定在病变近端的病灶黏膜上。止血夹释放器通过活检通道进入胃肠腔内，将第 2 个止血夹骑跨在牙线圈内并顺着远端侧移动，将第 2 个止血夹固定在远端侧的病灶黏膜上，轻轻向外牵拉线使得病灶近端侧的黏膜下层充分暴露。

（五）剥离　充分暴露病变黏膜下层，应用电切刀等进行剥离，术中、术后使用电止血钳等充分处理裸露血管避免迟发性出血，剪断牙线或随牙线牵拉，取出标本。

（六）标本处理　完全展开并测量标本大小，固定后标本送病理，以确定病变性质及底切缘有无瘤细胞残留。

六、操作注意事项

（一）正确选择器具　牙线圈直径不宜过大，以直径 0.8~1.0cm 为宜。直径过大，在牵拉第 2 个止血夹时失去牵拉作用，牵引无力，失去牵引效果；直径过小，增加第 2 个止血夹骑跨在牙线圈的难度，另外，可能将牙线与牙线圈一同固定于肛侧黏膜上，失去滑轮作用，甚至失去牵引作用。

（二）正确选择止血夹放置方法　Li 等将第 2 个止血夹固定在对侧黏膜。实验效果较好，11 例患者病灶均完整切除，无穿孔或急诊手术。徐丽霞等将第 2 个止血夹固定在病灶侧黏膜，视野暴露较理想，无周边正常黏膜损伤，手术顺利。Shichijo 等则不建议在结肠 ESD 手术中将第 2 个止血夹放置在病灶同侧，因为第 2 个止血夹可能会干扰狭窄结肠管腔的操作。对第 2 个止血夹定位需要更多临床实践。

（三）操作过程　两个止血夹同侧放置过程中，第 1 个止血夹固定在近端侧病灶黏膜前需抖出牙线圈，第 2 个止血夹需骑跨在牙线圈上往远端侧移动，上述两个操作步骤需要较熟练的操作技术，在抖动、移动时应注意避免损伤黏膜，以免造成出血、穿孔等并发症。

（四）剥离过程　剥离过程中仍需要间断补充黏膜下注射，增加黏膜隆起程度。

（五）牵引注意　牵引时需控制力度，避免力量过大导致止血夹脱落。

（六）止血夹的固定需较熟练的技术　将第 1 个止血夹固定在病灶黏膜上至关重要，对于第 2 个止血夹的最佳固定方法尚需更多的临床验证。

七、并发症及处理

同第一篇第六章 ESD 并发症及处理。

八、效果评价

ESD 目前被广泛应用于消化道早癌的治疗。ESD 治疗中为更好地显露黏膜下层，许多临床研究已进行了各方法的尝试，而滑轮技术对治疗范围较大的病灶具有其独特的优势。

与传统牵引方法相比，首先，该操作较为简便，根据滑轮环的位置可产生任意方向的牵引力，操作助手只需拉动牙线尾部，就可以根据 ESD 的进展维持并精确调整张力。Aihara 等在其离体实验中也证实这项技术显著缩短了手术时间，降低了技术难度，提高了效率。其次，治疗性内镜的工作空间不受牵引装置的限制，滑轮放置容易，并提供有效的反牵引。Li 等报道其操作过程只需使用牙线和两个传统的止血夹，两者都是常用的器械：止血夹一个固定在远端环上，另一个固定在滑轮环上。牙线润滑良好，内镜来回运动就不妨碍牵引；止血夹对组织无损伤，并与切除的标本一起取出。在 ESD 手术中，牙线可以随时用内镜剪刀切断，且在 11 例内镜手术中没有遇到牙线从切除黏膜断裂或牙线脱落的情况。通过该牵引方法，可以直接看到黏膜下层，并在黏膜下层施加适当的张力以促进剥离。当切除的黏膜被牙线和止血夹从肌肉层拉起时，病变抬起，创造更好的黏膜下层视野。直接地显示剥离层面，更好地识别血管和肌肉层预先发现粗大裸露血管，并可直接对其使用电热止血钳预防性电凝止血治疗，微小出血点直接进行电凝凝固止血，减少术中出血、迟发性出血以及穿孔等并发症。

然而，Shichijo 等在回顾性分析滑轮牵引法切除结肠病变的研究中提到，对于有肌肉牵拉征的患者，滑轮牵引法无效，Toyonaga 等在其肌肉牵拉征在 ESD 手术中的临床意义研究中也证实，它使 ESD 不完全切除肿瘤的风险升高，应用 ESD 较难完整切除病灶。此外，有研究显示贲门、幽门等狭窄部位不适合该方法，因为空间有限，放置滑轮牵引装置有一定困难，但目前无确定结论。

总之，ESD 的滑轮辅助技术是辅助 ESD 治疗早期胃癌的有效方法，包括大的病变和在重力不能产生张力的困难部位，未来对于完善 ESD 操作及推动其进一步发展都有广阔的应用前景。

（梁莹莹　徐　丹）

参 考 文 献

[1] 赵鑫，姚方. 内镜黏膜下剥离术的辅助牵引技巧. 中华消化内镜杂志，2019，36（8）：541-547.

[2] Li CH, Chen PJ, Chu HC, et al. Endoscopic submucosal dissection with the pulley method for early-stage gastric cancer（with video）. Gastrointestinal Endoscopy，2011，73（1）：163-167.

[3] 梁玮，徐丽霞，邓万银，等. 滑轮牵引辅助下内镜黏膜下剥离术治疗食管早癌的初步应用. 中华消化内镜杂志，2015，32（6）：404-406.

[4] Satoki Shichijo, Yoji Takeuchi, Kenshi Matsuno, et al. Pulley Traction-Assisted Colonic Endoscopic Submucosal Dissection：A Retrospective Case Series. Digestive Disease，2019，37：473-477.

[5] Aihara H, Kumar N, Ryou M, et al. Facilitating endoscopic sub-mucosal dissection：the suture-pulley method significantly improves procedure time and minimizes technical difficulty compared with conventional technique：an ex vivo study（with video）. Gastrointestinal Endoscopy，2014，80（3）：495-502.

[6] Takashi Toyonaga, Shinwa Tanaka, Mariko Man-I, et al. Clinical significance of the muscle-retracting sign during colorectal endoscopic submucosal dissection. Endosc Int Open，2015，3（3）：246-251.

第三节　带线尼龙皮圈牵引技术

带线尼龙皮圈牵引技术是将牙线固定在尼龙皮圈的头端，将牙线附着在镜身外侧，由助手牵引固定，重新进镜，将尼龙皮圈套在肿瘤底端并收紧尼龙绳，由助手牵拉牙线，使肿瘤与周围组织的边界变得清晰，可有效辅助 ESD，以提高手术效率和安全性。

一、适应证和禁忌证

适应证：目前有报道曾用于内镜黏膜下肿瘤挖除术（endoscopic submucosal excavation，ESE）、内镜下全层切除术（endoscopic full-thickness resection，EFTR）及内镜下黏膜下隧道肿瘤切除术（submucosal tunneling endoscopic resection，STER）等上消化道黏膜下肿瘤（submucosal tumor，SMT）的治疗。

禁忌证：同第一篇第二章 ESD 禁忌证。

二、术前准备

（一）器械准备　胃镜、结肠镜、透明帽、切开刀、电止血钳、注射针、止血夹、尼龙绳、牙线等。

（二）患者准备　同第一篇第三章 ESD 术前准备。

三、操作方法

（一）确定病变范围与深度　了解病灶的部位、大小和形态，结合染色和放大内镜检查确定病灶的范围、性质和浸润深度。

（二）病灶边缘标记　明确病灶边界，距病灶边缘 3~5mm 处进行标记。

（三）黏膜下注射　于病灶边缘标记点外侧进行多点黏膜下注射，通过将注射液注入黏膜下层来提升黏膜将病灶抬起，与肌层分离，有利于 ESD 完整地切除病灶，而不损伤固有肌层，减少穿孔和出血等并发症的发生。

（四）切开　沿标记点外侧缘 5mm 切开病变周围部分黏膜，再深入切开处黏膜下层，切开周围全部黏膜。

（五）带线尼龙皮圈法牵引技术　具体操作方法如下：①切开黏膜后可见肿瘤来源于黏膜下层，沿瘤体周围逐步进行剥离，肿瘤与周围组织边界分辨越来越困难，此时盲目切割存在出血及穿孔风险；②将牙线固定在尼龙绳圈套的头端，剪去牙线较长的一头，以免影响视野（图 3-2-8、图 3-2-9）；③将牙线附着

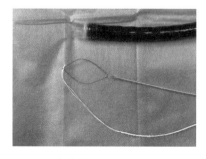

图 3-2-8　准备内镜、牙线及尼龙皮圈等器械

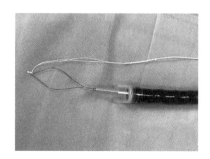

图 3-2-9　制作带线尼龙皮圈

在镜身外侧，由助手牵拉固定。重新进镜，将
尼龙绳圈套在肿瘤底端并收紧尼龙绳（图
3-2-10），由助手牵拉牙线，通过牙线进行牵
引，使肿瘤与周围组织的边界变得清晰；④应
用切开刀对肿瘤进行剥离。

（六）创面处理　对剥离后创面上所有可
见血管进行预防性止血处理，渗血部位使用止
血钳、氩离子血浆凝固术，对于局部剥离较深
或肌层有裂隙者使用金属夹夹闭。

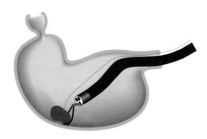

图 3-2-10　带线尼龙皮圈牵引
技术示意图

　　将尼龙绳圈套在肿瘤底端，收紧
尼龙绳圈，通过牙线进行牵引，使肿
瘤与周围组织的边界变得清晰

四、操作注意事项

1. 通过牙线牵引只能将尼龙线圈向一个
方向进行牵引，牵引方向有限。

2. 牙线牵引力度要适当，避免过度牵拉瘤体及周围组织。

五、并发症及处理

同第一篇第六章 ESD 并发症及处理。

六、效果评价

SMT 治疗过程中如果出现出血，容易造成视野模糊而找不到出血点，运用此
装置，由于有充分的暴露，操作者能够迅速找到出血点进行电凝。

单独进行圈套时，由于尼龙绳本身不具有弹性，且质地光滑，如果在未超过
肿瘤最大径时使用，容易在牵拉的过程中出现滑落。此外，尼龙绳本身较软，在
隧道中进行圈套比较困难。与单独使用尼龙绳圈套肿瘤相比，此方法有以下优
势：①在圈套过程中，牙线的体外牵拉为尼龙绳提供了一个侧向拉力，因此在狭
小的空间中进行圈套更为容易；②尼龙绳套扎后，肿瘤组织的底部被固定于尼龙
绳上，助手在体外牵拉牙线，能将肿瘤边界暴露给操作者，同时由于这一侧向牵
引的存在，在操作过程中，尼龙绳不易脱落。

此方法尽管可以通过牙线牵引尼龙线圈，但只能将尼龙线圈向一个方向进行
牵引，牵引方向有限，此外牙线可能切割瘤体及周围组织，有造成出血的风险。

（李知航　许　伟）

参 考 文 献

蔡世伦，钟芸诗，时强，等. 体外牵引辅助在内镜治疗上消化道黏膜下肿瘤中的应用. 中华消
化内镜杂志，2015（12）：843.

第四节　外钳法牵引技术

外钳法牵引技术是从活检孔道送入异物钳（夹持钳），夹住内镜外的另一把用于牵引的异物钳（外持钳）的头端，带入消化道内病变部位，操控夹持钳来调整外持钳，夹持住需要牵引的病变黏膜边缘，进行辅助牵引，可使黏膜下层暴露得更清楚，从而有利于直视下进行黏膜剥离，可有效辅助 ESD，以提高手术效率和安全性。

一、适应证和禁忌证

（一）适应证　适用于除位于贲门和胃体上部小弯或后壁外的胃部病变及直肠、乙状结肠远端等靠近肛门的病变。

（二）禁忌证　同第一篇第二章 ESD 禁忌证。

二、术前准备

（一）器械准备　胃镜、结肠镜、透明帽、切开刀、电止血钳、注射针、止血夹、套管等。

（二）患者准备　同第一篇第三章 ESD 术前准备。

三、操作方法

（一）确定病变范围与深度　了解病灶的部位、大小和形态，结合染色和放大内镜检查确定病灶的范围、性质和浸润深度。

（二）病灶边缘标记　明确病灶边界，距病灶边缘 3~5mm 处进行标记。

（三）黏膜下注射　于病灶边缘标记点外侧进行多点黏膜下注射，通过将注射液注入黏膜下层来提升黏膜将病灶抬起，与肌层分离，有利于 ESD 完整地切除病灶，不损伤固有肌层，减少穿孔和出血等并发症的发生。

（四）切开　沿标记点外侧缘 5mm 切开病变周围部分黏膜，再深入切开黏膜下层切开周围全部黏膜。

（五）外钳法牵引技术　从活检孔道送入一把异物钳（夹持钳），再从内镜顶端送入另一把异物钳（外持钳），由夹持钳将外持钳夹持住（图 3-2-11），外持钳顶端带有锁扣（图 3-2-12）。术者右手握持内镜和夹持钳，经口腔/肛门插入，送达病变部位，避免损伤黏膜，特别是在

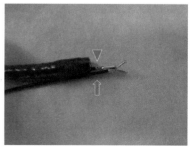

图 3-2-11　外持钳（箭头）尖端附近的部分由通过活检通道插入的夹持钳（三角）夹持

食管和心脏交界处/肛门部。在夹持钳的帮助下引入外持钳，内镜注气扩张胃肠腔，观察异物钳尖端。将外持钳固定于病变边缘（图 3-2-13），由内镜和夹持钳控制。从内镜前端到解剖部位的距离不仅可以通过拉动，还可以通过推动外持钳调节（图 3-2-14）。在外持钳夹持病变边缘后，松开夹持钳并撤回（图 3-2-15、图 3-2-16）。通过轻柔的口腔/肛门牵引使外持钳达到合适的位置，将黏膜下层从被钳夹的一侧切开，必要时电凝止血（图 3-2-17）。用外持钳进行口腔/肛门牵引时，可使黏膜下层暴露更清楚，向远离肌层的方向抬起，从而有利于直视下进行黏膜剥离。

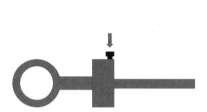

图 3-2-12　外持钳上的锁定装置可以固定外持钳钳瓣呈关闭状态，从而稳稳夹住病灶锚点处，不需要助手握钳

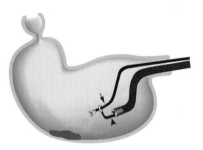

图 3-2-13　外持钳（箭头）被夹持钳（三角）带至病变边缘区

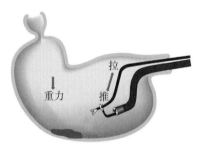

图 3-2-14　可以通过夹持钳推或拉帮助外持钳钳夹病变

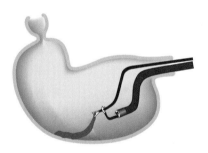

图 3-2-15　外持钳夹持病变边缘

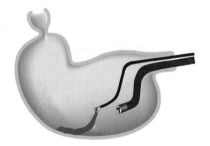

图 3-2-16　松开夹持钳并撤回

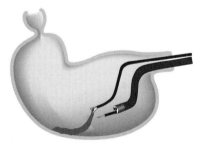

图 3-2-17　对外持钳进行牵引，通过牵引使病变逐渐抬起，黏膜下层视野更清晰，从而有效辅助直视下剥离黏膜下层

（六）创面处理 对剥离后创面上所有可见血管进行预防性止血处理，渗血部位使用电止血钳、氩离子血浆凝固术，对局部剥离较深或肌层有裂隙者使用金属夹夹闭。

四、操作注意事项

1. 受内镜角度的限制，当病变位于贲门和胃体上部小弯或后壁时，外钳法操作有一定困难。即使改变患者体位，仍然难以克服。

2. 对于肠道病变，外钳法只适用于直肠、乙状结肠远端等靠近肛门肠道病变的牵引，不适用于结肠病变。

3. 外持钳牵拉时要轻柔，否则可能会损伤病变组织，或导致外持钳失去控制。

4. 外持钳会损伤黏膜，尤其在剥离食管贲门交界处病变及肛门部位病变时，需要格外小心。

五、并发症及其处理

同第一篇第六章 ESD 并发症及处理。

六、效果评价

通过外持钳进行牵引，病变逐渐抬高，使黏膜下层显示更清晰，有利于在直视下剥离黏膜下层。外持钳上有锁扣，无须助手帮助固定外持钳位置。内镜及外持钳都涂有润滑剂，一名内镜医师可以独自操作。外持钳具有一定的硬度，不仅可以通过拉动，还可以通过推动外持钳很便利地调整牵引，从而使内镜的前端与黏膜下层保持足够的距离。此外，在某些附于胃壁上的病变中，钳子的重力可以使病变抬起，使黏膜下层显示得更清楚，使内镜的前端更接近黏膜下层。在直视下可使出血部位和可见血管得到识别和电凝止血。另外，如果牵引位置不合适，仍能松掉病变组织，重新抓取，此时，可不必取出异物钳而直接在内镜的监视下改变牵引位置，有助于缩短手术时间。

（李知航 黄 鹏）

参 考 文 献

[1] Imaeda H，Hosoe N，Ida Y，et al. Novel technique of endoscopic submucosal dissection using an external grasping forceps for superficial gastric neoplasia. Dig Endosc，2009，21：122-127.

[2] 王芳军，高昳，赵可，等. 异物钳牵引辅助技术在远端肠道病变内镜黏膜下剥离术中的应用价值（含视频）. 中华消化内镜杂志，2018，35（10）：750-752.

[3] Imaeda H，Iwao Y，Ogata H，et al. A new technique for endoscopic submucosal dissection for early gastric cancer using an external grasping forceps. Endoscopy，2006，38：1007-1010.

［4］Imaeda H，Hosoe N，Ida Y，et al. Novel technique of endoscopic submucosal dissection by u-sing external forceps for early rectal cancer（with videos）. Gastrointest Endosc，2012，75：1253-1257.

［5］Imaeda H，Hosoe N，Kashiwagi K，et al. Advanced endoscopic submucosal dissection with traction. World J Gastrointest Endosc，2014，6：286-295.

第五节　附通道钳夹牵引技术

附通道钳夹牵引技术可以有效辅助 ESD，以提高手术效率和安全性。

一、适应证和禁忌证

同第一篇第二章 ESD 适应证和禁忌证。

二、术前准备

（一）器械准备　胃镜、结肠镜、透明帽、切开刀、注射针、内镜电止血钳等。

（二）患者准备　同第一篇第三章 ESD 术前准备。

三、操作方法

（一）确定病变范围与深度　了解病灶的部位、大小和形态，结合染色和放大内镜检查确定病灶的范围、性质和浸润深度。

（二）病灶边缘标记　明确病灶边界，距病灶边缘 3~5mm 处进行标记。

（三）黏膜下注射　于病灶边缘标记点外侧进行多点黏膜下注射，通过将注射液注入黏膜下层将病灶抬起，与肌层分离，有利于完整地切除病灶，不损伤固有肌层，减少穿孔和出血等并发症的发生。

（四）切开　沿标记点外侧缘 5mm 环周切开病变周围黏膜，部分剥离黏膜下层，酌情开始辅助牵引。

（五）附通道钳夹牵引技术

1. 第 1 种装置　EndoLifter 是一种专门为 ESD 设计的一种牵引装置，目前已投入市场。该装置由一个可伸缩的夹钳组成，夹钳通过铰链连接到透明帽上，允许同时夹取、回拉和提起黏膜（图 3-2-18 ~ 图 3-2-20）。透明帽的直径为 13.85mm，可以安装在 9.8mm 内镜的前端。当内镜靠近病变组织时，首先将可伸缩夹钳向前伸出，钳夹病变，再回拉夹钳提起黏膜，暴露黏膜下层（图 3-2-21 ~ 图 3-2-23）。然后按常规 ESD 流程继续剥离切除病变即可。

图 3-2-18　EndoLifter 辅助操作装置，EndoLifter 附着在内镜前端

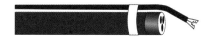

图 3-2-19　将可伸缩的夹钳向前伸出状态的图片

图 3-2-20　打开夹钳状态的图片

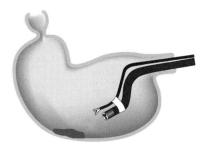

图 3-2-21　夹钳伸至目标黏膜处的内镜视野

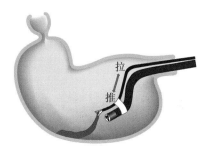

图 3-2-22　用夹钳夹取组织回拉夹钳抬起黏膜

2. 第 2 种装置　可操控抓取钳附通道系统，Anubiscope（德国 Karl Storz 公司）对钳牵引系统进行改进后设计了一种新的牵引辅助装置，即可操控抓取钳附通道系统，并已经进行了动物实验，可在贲门部、胃体大弯侧及胃窦部辅助进行 ESD。该抓取钳直径 3.7mm，其远端可操纵，可在垂直两个方向提供超过 100°的弯曲角度（图 3-2-24）。在内镜视野的 12 点钟位置固定一个定制的聚四氟乙烯管状鞘，抓取钳可通过鞘管引入（图 3-2-25）。抓取钳手柄可控制抓取钳绕轴旋转，结合抓取

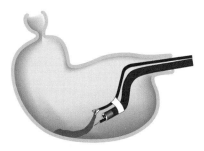

图 3-2-23　此技术辅助牵引后，清晰暴露黏膜下层

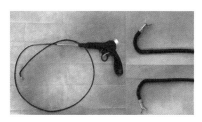

图 3-2-24　可操纵的握柄，直径 3.7mm，远端可朝上和朝下两个方向操纵超过 100°

［图引自 Chung H，Dhumane P，Liu KH，et al. Endoscopic submucosal dissection with a novel traction method using a steerable grasper：a feasibility study in a porcine model. Surg Innov，2014，21：5-10.］

钳远端可垂直转向，使抓取钳拥有广泛的活动范围（图 3-2-25、图 3-2-26）。使用该装置时，黏膜层的切口应位于内镜图像上 12 点和 6 点的位置。切开黏膜层后，用可操控抓取钳抓住并提起切开黏膜的边缘（图 3-2-27），通过弯曲、推、拉和旋转抓取钳暴露黏膜下层（图 3-2-28），本辅助技术还可以防止剥离过程中黏膜摆动。

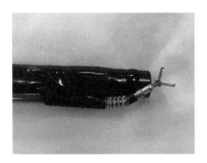
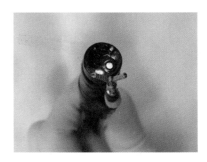

图 3-2-25　可操控钳的远端可实现转向、绕轴旋转相结合，使抓取钳拥有广泛的活动范围

图 3-2-26　定制的聚四氟乙烯管状鞘固定的位置位于内镜视野的 12 点钟位置，抓取钳通过鞘管引入

［图均引自 Chung H，Dhumane P，Liu KH，et al. Endoscopic submucosal dissection with a novel traction method using a steerable grasper：a feasibility study in a porcine model. Surg Innov，2014，21：5~10.］

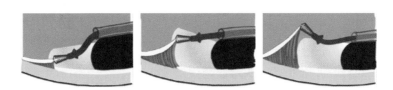

图 3-2-27　被切开的黏膜的顶端由可操控抓取钳夹持

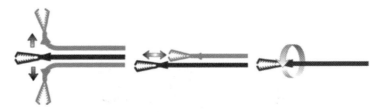

图 3-2-28　可以通过弯曲、推、拉和旋转抓取钳来暴露黏膜下层

［图均引自 Chung H，Dhumane P，Liu KH，et al. Endoscopic submucosal dissection with a novel traction method using a steerable grasper：a feasibility study in a porcine model. Surg Innov，2014，21：5~10.］

3. 第 3 种装置 外套管附通道，相较于胃 ESD，由于食管内腔狭窄且食管壁较薄，食管 ESD 有一定困难。国外学者发明了一种新的牵引装置，用于辅助食管 ESD 进行，并已经进行了动物实验。

这种辅助装置是一个外套管，它有一个内置侧通道（外径 3mm）（图 3-2-29），该通道可通过标准的抓取钳进行组织牵引。外置管可以围绕食管内的内镜旋转。该过程由 3 名内镜操作人员完成：①主要操作人员控制内镜；②第 1 助手控制外套

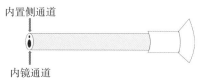

内置侧通道

内镜通道

图 3-2-29 外置管模型

管和通过内置侧通道的夹钳；③第 2 助手协助主操作人员通过内镜使用设备，如黏膜下注射针或电外科设备。主要操作者调控视野，使目标病灶位于视野的底部（6 点钟位置）。然后，第一助手旋转外置管，以便将侧通道设置在 6 点钟位置（视野底部）。助手随后操作抓取钳，通过内置侧通道并抓取黏膜瓣边缘（图 3-2-30），旋转外置管，直到内置侧通道在内镜视图中的位置达到 12 点的位置（视野的顶部），在旋转过程中保持黏膜瓣始终被抓取钳抓取，避免脱落，以便黏膜瓣向上牵引至 12 点位置（图 3-2-31、图 3-2-32）。黏膜下层通常不需要黏膜下注射就能清楚地显示出来，主要操作者使用切开刀对病灶进行黏膜下剥离。可以通过调节外置管的旋转角度调节牵引方向。此外，抓取钳也可在长轴方向上调节；将抓取钳向后拉可以实现对病灶口侧的牵引，而将其推入管腔，可以实现对病灶肛侧的牵引（图 3-2-33）。主要操作者指示第一助手牵拉黏膜瓣，然后只需稍微调整，将切开刀引入剥离操作点，适当的黏膜瓣牵引为黏膜下层提供了清晰的视野（图 3-2-34）。通过重复这些过程，就可以完成黏膜下剥离。

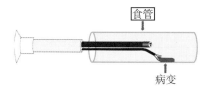

图 3-2-30 用抓取钳夹住黏膜瓣

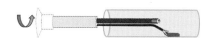

图 3-2-31 调整和旋转外置管

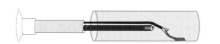

图 3-2-32 被钳夹的黏膜瓣旋转到 12 点位置，实现对黏膜瓣的牵引

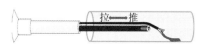

图 3-2-33 通过推拉实现口侧牵引及肛侧牵引

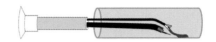

图 3-2-34　通过推拉实现口侧牵引及肛侧牵引

（六）创面处理　对剥离后创面上所有可见血管进行预防性止血处理，渗血部位使用止血钳、氩离子血浆凝固术止血，对局部剥离较深或肌层有裂隙者使用金属夹夹闭。

四、操作注意事项

1. 牵拉时要轻柔，否则会损伤病变组织，或导致抓取钳失去控制。

2. 粗暴使用外套管可能会损伤黏膜，尤其在进入食管入口时，需要小心操作。

五、并发症及其处理

同第一篇第六章 ESD 并发症及处理。

六、效果评价

研究表明，由于十二指肠肠腔狭窄，弯曲大，导致内镜手术治疗十二指肠巨大隆起病变非常困难，附通道钳夹牵引技术起到了有效辅助和保障安全的作用。

相比于其他 ESD 辅助牵引技术，附通道钳夹牵引技术有着自身的优势：首先，它具备硬式材料的特性，可通过对病灶实施拉、推、挑及旋转等多种动作达到最佳牵引效果，这是其他辅助牵引技术难以达到的；其次，切开刀及牵引装置是两个独立装置，在控制、牵拉的过程中互不干扰，并且能在任意位置应用，再次，该方法可反复钳夹组织及更换牵拉点，使术者操作更灵活；最后，辅助牵引器械撤拉方便，术后标本易取出，不易丢失。有关研究表明该项辅助牵引技术能缩短 ESD 手术时间，也减少了黏膜下注射的次数。

（李知航　黄　　鹏）

参 考 文 献

［1］Isshi K，Tajiri H，Fujisaki J，et al. The effectiveness of a new multibend-ing scope for endo-scopic mucosal resection. Endoscopy，2004，36：294-297.

［2］Sumiyama K，Kaise M，Tajiri H，et al. Combined use of a magnifying en-doscope with a narrow band imaging system and a multibending en-doscope for en bloc EMR of early stage gastric cancer. Gastrointest Endosc，2004，60：79-84.

［3］ Yonezawa J, Kaise M, Sumiyama K, et al. A novel double-channel therapeutic endoscope ("R-scope") facilitates endoscopic submucosal dissection of superficial gastric neoplasms. Endoscopy, 2006, 38 (10): 1011-1015.

［4］ Teoh AY, Chiu PW, Hon SF, et al. Ex vivo comparative study using the Endolifter ® as a traction device for enhancing submucosal visualization during endoscopic submucosal dissection. Surg Endosc, 2013, 27: 1422-1427.

［5］ Chung H, Dhumane P, Liu KH, et al. Endoscopic submucosal dissection with a novel traction method using a steerable grasper: a feasibility study in a porcine model. Surg Innov, 2014, 21: 5-10.

［6］ Chung H, Diana M, Liu KH, et al. East Meets West-A Novel Steerable Grasper to Facilitate Gastric Endoscopic Submucosal Dissection (ESD): Randomized Comparative Study in a Porcine Model. Surg Innov, 2015, 22: 117-122.

［7］ Hirota M, Kato M, Yamasaki M, et al. A novel endoscopic submucosal dissection technique with robust and adjustable tissue traction. Endoscopy, 2014, 46: 499-502.

［8］ Koike Y, Hirasawa D, Fujita N et al. Usefulness of the thread-traction method in esophageal endoscopic submucosal dissection: randomized controlled trial. Dig Endosc, 2015, 27 (3): 303-309.

［9］ Qin Z, Linghu EQ. Endoscopic submucosal dissection of gastric lesions using the "yo-yo technique". Endoscopy, 2013, 45 (10): 853.

［10］ Yoshida N, Doyama H, Ota R, et al. Effectiveness of clip-and-snare method using pre-looping technique for gastric endoscopic submucosal dissection. World J Gastrointest Endosc, 2016, 25, 8 (12): 451-457.

［11］ Jung Y, Kato M, Lee J, et al. Prospective, randomized comparison of a prototype endoscope with deflecting working channels versus a conventional double-channel endoscope for rectal endoscopic submucosal dissection in an established experimental simulation model. Gastrointest Endosc, 2013 Nov, 78 (5): 756-762.

第六节 经皮牵引技术

一、概述

经皮牵引技术是将带有 2mm 套管针的腹腔镜端口（Trocar）经皮在腹壁打孔，透过胃壁插入套管，再将小圈套通过套管插入胃腔，牵拉已经剥离的病变边缘，以暴露术野。

二、适应证和禁忌证

同第一篇第二章 ESD 适应证和禁忌证。

三、术前准备

（一）器械准备　胃镜、结肠镜、腹腔镜端口、透明帽、切开刀、电止血钳、异物钳、注射针、圈套器、止血夹、套管等。

（二）患者准备　同第一篇第三章 ESD 患者术前准备。

四、操作方法

（一）病灶区标记　采用氩气刀于病灶区外 0.3~0.5cm 处进行标记。

（二）黏膜下注射　于病灶边缘标记点外侧进行多点黏膜下注射，将病灶抬起。

（三）切开、剥离　麻醉满意后，用切开刀切开病灶区。选择合适的穿刺点，将带有 2mm 套管针的腹腔镜端口经皮在腹壁打孔，透过胃壁插入套管，再将小圈套通过套管插入胃腔，牵拉部分剥离的病变组织，以暴露术野。借助切开刀对黏膜下层病变组织进行剥离。剥离过程中加强黏膜观察，并维持黏膜注射，保持肌层与病变组织分离，完整切除病灶（图 3-2-35）。

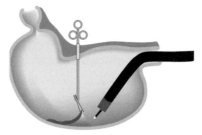

图 3-2-35　经皮牵引法示意图

圈套器通过腹腔镜对病灶进行牵拉，然后用 IT 刀进行内镜下黏膜切除术

（四）创面清理　对可见血管进行预防性止血，渗血部位使用电止血钳等止血，对剥离较深、肌层有裂隙者使用止血夹夹闭，术后给予禁食、胃肠减压、PPI 抑酸、抗生素预防感染及内科常规护理干预。

五、操作注意事项

1. 腹部穿刺建立进入胃通道的过程中，注意避免损伤肠管或其他脏器。
2. 封闭穿刺点瘘口必须切实有效。

六、效果评价

IT 刀是一种末端绝缘手术刀，即在切割刀尖安装了一个陶瓷球帽，以防止电流对胃壁深层组织直接损伤，出血风险小，在 1995 年就已投入使用并取得了良好的临床效果。但是，此种方法仍受到肿瘤位置和大小的限制。经皮牵引法类似于经胃造口牵引，在目前的研究中，在腹腔镜联合内镜下使用IT刀能安全、迅速、完整地切除较大的早期胃肿瘤病变。与普通的内镜下切除术相比，经皮牵引法可以在直视下对胃内任何部位肿瘤病变进行安全有效牵引，更有利于较大病变的整块切除。经皮牵引法与腹腔镜下的胃癌切除术相比，创伤小，术后患者恢复进食的时间短，可在患者清醒状态下手术。但是，经皮牵引技术仍需要助手辅助控制圈套器，腹腔镜经皮在腹壁打孔也会带来一定的创伤。

（陈亚楠　张金峰）

参 考 文 献

［1］Hitoshi Kondo，Takuji Gotoda，Hiroyuki Ono，et al. Percutaneous traction-assisted EMR by using an insulation-tipped electrosurgical knife for early stage gastric cancer. Gastrointestinal Endoscopy，2004，59（2）：451-457.

［2］董海军，沈建伟，邵晓娜. 内镜黏膜下剥离术治疗早期胃癌的临床效果观察. 世界最新医学信息文摘，2019，19（67）：96-97.

［3］林寒，李兆申. IT刀在内镜黏膜切除术中的应用. 国际消化病杂志，2007（2）：84-86.

［4］赵鑫，姚方. 内镜黏膜下剥离术的辅助牵引技巧. 中华消化内镜杂志，2019，36（8）：541-547.

第七节　磁锚辅助牵引技术

磁锚辅助牵引技术可有效辅助ESD，以提高手术效率和安全性。目前对磁体的选择有电磁体和永磁体两种。

电磁体由导电线圈构成，该导电线圈仅在电流通过时才充当磁体。电磁体的主要优点是可以通过控制使用的电流量快速改变磁场。它们的主要缺点是体积大且笨重。电磁体的第2个显著缺点是电流依赖性强。没有电流，就不会产生力，从而无法锚定。唯一可使用的电流是直流电，可以避免力随时间变化，这需要外部电源和有线控制系统，因为现代电池的电压和容量太低，无法提供必要的能量。此外，每次电流通过都会产生热能是其第3个缺点。

永磁体由保持磁化的材料制成，其优点是尺寸小。它们被用于包括MRI机器在内的各种商业应用中。钕铁硼稀土磁铁是目前可用的最强的永磁体，它们具有高度抗退磁性。但是，钕磁铁的耐腐蚀性低，需要保护层将钕磁铁与人体内部的组织和液体隔离。

一、适应证和禁忌证

（一）适应证　同第一篇第二章ESD适应证与禁忌证。

（二）禁忌证　除第一篇第二章一般 ESD 禁忌证外，应注意使用起搏器是禁忌证。

二、术前准备

（一）器械准备　胃镜、结肠镜、透明帽、切开刀、电止血钳、异物钳、注射针、磁锚、止血夹、套管等。

（二）患者准备　同第一篇第三章 ESD 术前准备。

三、操作方法

（一）确定病变范围与深度　了解病灶的部位、大小和形态，结合染色和放大内镜检查确定病灶的范围、性质和浸润深度。

（二）病灶边缘标记　明确病灶边界，距病灶边缘 3~5mm 处进行标记。

（三）黏膜下注射　于病灶边缘标记点外侧进行多点黏膜下注射，通过将注射液注入黏膜下层提升黏膜将病灶抬起，与肌层分离，有利于 ESD 完整地切除病灶，而不损伤固有肌层，减少穿孔和出血等并发症的发生。

（四）切开　沿标记点外侧缘 5mm 切开病变周围部分黏膜，再深入切开黏膜下层，切开周围全部黏膜。

（五）黏膜下剥离及磁锚辅助牵引技术（图 3-2-36~图 3-2-43）　具体操作步骤：①体外用 3-0 手术线将内部钕磁体系在从内镜活检孔道伸出的可重复开闭止血夹侧臂；②通过内镜将此磁性锚带入消化道内；③选择合适的牵引位置，多选择病灶近侧缘中点为牵引着力点，将止血夹夹住此处并释放，完成内磁锚的安放；④助手根据术者剥离的需要，在患者体外调整外部钕磁铁的空间

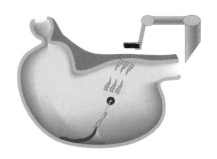

图 3-2-36　磁锚辅助牵引示意图

位置，可以看到通过磁力的牵引，已经剥离开的病灶的近侧部分拉向对侧，微调外部钕磁铁调整，保持良好的剥离视野，清晰暴露黏膜下层；⑤助手使用柔性机械臂将一个外部钕磁铁锁定；⑥追加黏膜下注射，在磁锚牵引法的良好辅助下，黏膜下剥离得以迅速、准确、安全地进行，效率明显提高；⑦术中出现小血管出血，用电止血钳充分电凝止血，最后完整切除病灶；⑧创面边缘及可疑小血管充分电凝处理，将标本及所附磁锚一并从消化道内顺利取出，取下磁锚，固定标本送病理学检查，术后常规治疗。

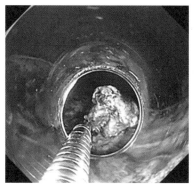

图 3-2-37　内镜图像显示病变位于胃里，完成胃内磁锚的安放

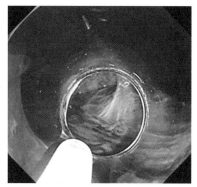

图 3-2-38　在磁锚牵引法的良好辅助下，手术视野清晰，剥离层面充分暴露

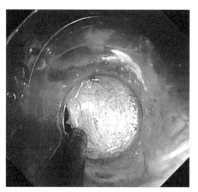

图 3-2-39　磁锚牵引下，黏膜下层显示清晰，有助于黏膜下剥离操作

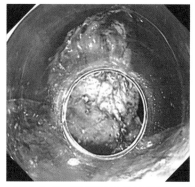

图 3-2-40　磁锚牵引直接显示黏膜下层，将病变充分抬起

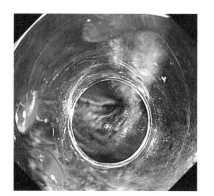

图 3-2-41　在整个过程中通过操纵外部磁铁获得对病灶足够的牵引力，绝大部分病灶剥离完毕

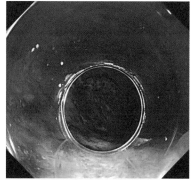

图 3-2-42　黏膜下剥离操作完成，病灶完整切除

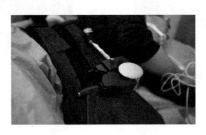

图 3-2-43　采用柔性臂固定外部磁体

（六）创面处理　对剥离后创面上所有可见血管进行预防性止血处理，渗血部位使用电止血钳、氩离子血浆凝固术，对于局部剥离较深或肌层有裂隙者使用金属夹夹闭。

四、操作注意事项

1. 由于磁牵引力与距离成反比，肥胖患者需要采取特殊措施，增强磁锚的牵引力。

2. 人体组织中的铁磁性异物可以与磁场相互作用，磁铁应尽可能远离主要血管。所有电动设备都应受到磁场保护。电气控制信号以及无线电无线信号都可能受到磁场的干扰。

3. 所有永磁体都应与体内的组织和液体屏蔽，屏蔽材料中，环氧树脂廉价易得。所有相互作用的磁铁都应该在很大的表面积上有紧密的接触。

4. 磁场可能对人体组织产生影响，该技术不适用于安装起搏器的患者，安装体内有金属异物或最近植入金属骨科假体者建议评估安全性后使用该技术，一项研究。发现使用磁体没有造成组织损伤。而且，磁体还被用于医学的其他应用中，例如 MRI，所以磁体的应用被认为是安全的。

五、并发症及其处理

同第一篇第六章 ESD 并发症及处理。

六、效果评价

磁锚牵引法辅助 ESD 是一种新颖的改善手术视野的技术，通过使用大型外部磁铁，根据剥离的需要灵活地调整牵引方向和牵引力，实现"体外遥控"动态多方向牵引，这是目前其他牵引方法不能达到的优势，可有效改善手术视野，缩短手术时间，降低不良事件发生率。Matsuzaki 等于 2018 年报道并证明了磁锚引导内镜黏膜下剥离术在人体胃部治疗的可行性。使用磁锚引导的方法对病变进行牵引可以辅助 ESD 安全、高效地完成。

磁锚引导 ESD 是一种极具吸引力的牵引方法，与双通道内镜牵引技术和外钳牵引技术不同，磁锚引导 ESD 不会干扰执行 ESD 所需的复杂内镜运动；与止血夹联合线牵引技术、经皮牵引技术和重物牵引技术不同，磁锚引导 ESD 可以通过调整外部磁体的空间位置来改变对病变的牵引力方向和大小，从而提供灵活可变的动态牵引。

磁锚辅助牵引技术在未来有可能充当内镜医师无形的"第二只手"，对操作困难、黏膜下视野暴露不清者，可根据内镜医师的需要，在手术过程中动态调整牵引力方向与大小，使原本困难复杂的 ESD 操作变得安全且简单高效。目前需要以更高的精度对内部磁体进行控制，有效改善剥离可视化程度并最终提高内镜手术效率及安全性。

（祝明论　张学彦）

参 考 文 献

［1］ Kobiela J，Grymek S，Wojanowska M，et al. Magnetic instrumentation and other applications of magnets in NOTES. Wideochir Inne Tech Maloinwazyjne，2012，7（2）：67-73.

［2］ Kobayashi T，Gotohda T，Tamakawa K，et al. Magnetic anchor for more effective endoscopic mucosal resection. Japanese Journal of Clinical Oncology，2004，34（3）：118-123.

［3］ Bai Y，Cai JT，Chen YX，et al. Expert consensus on perioperative medications during endoscopic submucosal dissection for gastric lesions. J Dig Dis，2016，17（12）：784-789.

［4］ 程芮，李鹏. 胃内镜黏膜下剥离术围术期指南. 中国医刊，2017，52（12）：12-24.

［5］ Matsuzaki I，Hattori M，Yamauchi H，et al. Magnetic anchor-guided endoscopic submucosal dissection for colorectal tumors（with video）. Surg Endosc，2020，34（2）：1012-1018.

［6］ Best SL，Bergs R，Gedeon M，et al. Maximizing coupling strength of magnetically anchored surgical instruments：how thick can we go？ Surg Endosc，2011，25（1）：153-159.

［7］ Milad MP，Terkildsen MF. The spinal needle test effectively measures abdominal wall thickness before cannula placement at laparoscopy. J Am Assoc Gynecol Laparosc，2002，9（4）：514-518.

［8］ Wang Z，Wang L，Tang B，et al. Retraction by surface ferromagnetisation of target tissues：preliminary studies on feasibility of magnetic retraction for endoscopic surgery. Surg Endosc，2008，22（8）：1838-1844.

［9］ Wolber T，Ryf S，Binggeli C，etal. Potential interference of small neodymium magnets with cardiac pacemakers and implantable cardioverter-defibrillators. Heart Rhythm，2007，4（1）：1-4.

［10］ Best SL，Kabbani W，Scott DJ，et al. Magnetic anchoring and guidance system instrumentation for laparo-endoscopic single-site surgery/natural orifice transluminal endoscopic surgery：lack of histologic damage after prolonged magnetic coupling across the abdominal wall. Urology，2011，77（1）：243-247.

［11］ Zeltser IS，Cadeddu JA. Curr Urol Rep. A novel magnetic anchoring and guidance system to fa-
cilitate single trocar laparoscopic nephrectomy，2008，9（1）：62-64.

［12］ Aihara H，Ryou M，Kumar N，et al. A novel magnetic countertraction device for endoscopic
submucosal dissection significantly reduces procedure time and minimizes technical difficulty.
Endoscopy，2014，46（6）：422-425.

［13］ Matsuzaki I，Hattori M，Hirose K，et al. Magnetic anchor-guided endoscopic submucosal dis-
section for gastric lesions（with video）. Gastrointestinal Endoscopy，2018，87（6）：
1576-1580.

第八节　圈套器辅助牵引技术

圈套器辅助牵引技术可有效辅助 ESD，以提高手术效率和安全性。

一、适应证和禁忌证

同第一篇第二章 ESD 适应证及禁忌证。

二、术前准备

（一）器械准备　胃镜、结肠镜、透明帽、切开刀、电止血钳、异物钳、注射针、圈套器、EndoTrac、止血夹、套管等。

（二）患者准备　同第一篇第三章 ESD 术前准备。

三、操作方法

（一）确定病变范围与深度　了解病灶的部位、大小和形态，结合染色和放大内镜检查确定病灶的范围、性质和浸润深度。

（二）病灶边缘标记　明确病灶边界，距病灶边缘 3~5mm 处进行标记。

（三）黏膜下注射　于病灶边缘标记点外侧进行多点黏膜下注射，通过将注射液注入黏膜下层提升黏膜将病灶抬起，与肌层分离，有利于 ESD 完整地切除病灶，而不损伤固有肌层，减少穿孔和出血等并发症的发生。

（四）切开　沿标记点外侧缘 5mm 切开病变周围部分黏膜，再深入切开处黏膜下层，切开周围全部黏膜。

（五）黏膜下剥离及圈套器辅助牵引技术　圈套器辅助牵引技术分 4 种方法：①套管引导圈套器辅助 ESD；②带锁柄的圈套器辅助 ESD；③预套环辅助 ESD；④EndoTrac 辅助 ESD。

1. 套管引导圈套器辅助 ESD　套管长 2.5m，较软，可弯曲，在外界压力下不易变形或放气。套管可通过直径 3.2mm 的内镜活检通道，最大直径 1.8mm 的圈套器可通过套管。首先，套管通过内镜带入胃中，圈套器通过套管送入胃中，使用止血夹将圈套器固定到切开的黏膜瓣的一个或多个部位以实现黏膜牵引，可以选择两种类型的黏膜牵引。在单点黏膜牵引中，圈套器固定在切开的黏膜瓣上的一个部位，在多点黏膜牵引中，圈套器固定在多个部位，因此可以拉动或推动较大区域的黏膜瓣以提高黏膜牵引效率，这是辅助切除大面积黏膜病变的良好选择。借助黏膜辅助牵引剥离黏膜下层，可以通过圈套器有效地拉动或推动黏膜瓣以完全暴露黏膜下层。即使在操作期间发生套管和内镜之间的摩擦阻力，也可以有效地通过套管内的圈套器推动或拉动黏膜瓣。在多点法中，收紧圈套器使得止血夹能够相互靠近，从而使黏膜瓣外翻，以完全暴露黏膜下层进行剥离。

2. 带锁柄的圈套器辅助 ESD　带有锁柄的圈套器套在内镜上，插入前，在连接的透明帽的远端边缘处收紧手柄（图 3-2-44），到达需要切除的病灶区域后，用电止血钳夹住病灶顶部，为引导圈套器抓住黏膜下肿物提供引导，有助于目标病灶在单一点的锚准固定，在这一点上可以施加更均匀、更牢固的牵引力。套取需要牵引的部位后松开并取出异物钳。因此，在剥离过程中，需要一个单独的助手拉或推圈套器，根据需要精确地调整病变的角度，以获得清晰的视野。助手在外部操作时，圈套器提供足够的张力，使其处于最佳方向。圈套器牵引辅助下的 ESD 可被用于辅助切除累及消化道全周的病变，切除的标本可以直接用圈套器套住取出来。

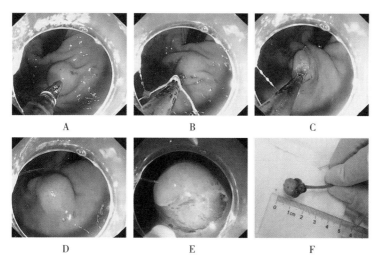

图 3-2-44　胃底胃肠道间质瘤（GIST）内镜下黏膜下剥离术（ESD）时圈套器的牵引

A~C. 止血钳钳住病变顶部，引导圈套器抓住黏膜下肿物；D. 当助手在外部操作时，圈套器在最佳方向提供足够的张力；E. 圈套器辅助 ESD 切除环周病变；F. 通过圈套器直接获取切除的标本［图引自 Lü Mu Han，et al. Traction with snare during endoscopic submucosal dissection of a gastrointestinal stromal tumor in the gastric fundus. Endoscopy，2016，48：183~185.］

3. 预套环辅助 ESD　将止血夹通过内镜工作通道置入，抓住病变一侧的黏膜瓣。松开已预先套在镜上的圈套器并沿钳子移到止血夹边。收紧圈套器以抓紧止血夹。然后释放止血夹。通过独立于内镜的圈套器和止血夹实现牵引。可以良好显示黏膜下层、切除平面及病变边缘。

4. EndoTrac 辅助 ESD　　用于直肠 ESD。EndoTrac 由带环的线、塑料鞘和 T 形手柄组成。在将线连接到止血夹后，可以通过操作手柄调节止血夹和塑料鞘尖端之间的距离。第一次黏膜切口环周进行，EndoTrac 装置连接到止血夹并放在病变肛侧边缘。当止血夹和塑料鞘的尖端相连时，推动塑料鞘难以进入黏膜下层。当止血夹与塑料鞘分离开并保持一定距离时，就很容易通过推动鞘管进入黏膜下层。另外，可以通过改变内镜和护套的位置来改变（向右或向左）牵引方向。这项技术提高了黏膜下层的可见度，从而更好地进行剥离。

（六）创面处理　对剥离后创面上所有可见血管进行预防性止血处理，渗血部位使用电止血钳、氩离子血浆凝固术，对局部剥离较深或肌层有裂隙者使用金属夹夹闭。

四、操作注意事项

1. ESD 剥离过程中，充分暴露黏膜下层非常重要，使用圈套器牵引时要注意，对于食管及胃部病变，选择从口侧或近端分离；对于结肠病变，选择从肛侧开始分离。一方面可以利用重力作用，帮助黏膜下层暴露；另一方面选择距术者较近的位置分离，有利于后续圈套器辅助牵引法的实施。

2. 圈套器的安装及送入，根据剥离病灶的大小选择尺寸不同的圈套器。将圈套器在体外塑形，打开后收紧于透明帽外下部，使得圈套器的边缘距离透明帽边缘 1～2mm，不宜套于透明帽上端，以免增加套取病灶时的释放难度。

3. 圈套器的释放和病灶套取，术者手持带有圈套器的内镜进入患者体内，接近剥离病灶时，将镜头前端对准病灶处，在透明帽吸引下，将已分离病灶吸入透明帽内，此时视野为红色，然后充分释放圈套器的同时，再次收紧圈套，放空吸引，略退镜观察圈套器是否已收住病灶。注意收紧圈套器的过程中力度适中即可，不可因过度勒紧，导致病灶断裂。

4. 医师或助手体外操作圈套器夹住止血夹或病灶时要注意，不可用力过猛，以免将病灶勒断，影响术后病理学评估。圈套器套取病灶的目的在于帮助术者充分暴露需要分离的黏膜下层，不要将病灶完全收于圈套器中，以免过分收紧病灶带来的牵拉过度，这样可有效防止人为的创面损伤、出血及穿孔。

五、效果评价

黏膜下层的充分暴露是 ESD 能够成功完成的关键，传统的透明帽辅助方法对于某些特殊部位的病变，如胃角、幽门管、贲门下及高位胃体、结直肠的侧向发育型肿瘤等进入黏膜下层较困难。因为在操作过程中，经常会出现镜头前端与病变呈垂直方向、镜身与病灶间的距离控制不佳。对于食管病变，由于食管操作空间有限，当肿瘤占食管周长的 3/4 以上时，尤其切除到肿瘤中心部分时，内镜视野缩小，进一步切除变得极其困难且不安全。我们在 ESD 操作时，经常碰到部分病灶黏膜下层疏松组织较少，注射后黏膜隆起持续时间短，极大地增加了操作的难度及风险。为了解决这些问题，我们使用圈套器辅助 ESD。圈套器牵引使手术时间缩短。足够的组织张力和清晰的视野是有效和安全地进行 ESD 的关键。因此，为了使 ESD 更安全、更快速，人们开发了各种牵引方法，如夹线法、磁锚法、双镜法、经皮牵引等。

由于外圈套器牵引力较温和，在黏膜剥离术中很容易保持黏膜下剥离面清晰。牵引的方向不仅可以通过牵拉控制，也可以通过"推"来控制。此外，圈套器可根据牵引需要从原牵引点释放，可重新抓住病变的另一部分，经 ESD 大部分剥离病灶后，利用圈套器可直接切除病变以节约手术时间。

圈套器可以在套管引导下安全快速地送入胃中，单点或多点拉、推方法可灵活调整牵引方向和力量，对病变的手术位置没有限制。

但该技术具有以下局限性：套管引导圈套器联合止血夹辅助 ESD 需要一个特殊的套管。这个套管很长，前后粗细一致，在此过程中，需要将结肠镜重新插入以将套管送到结肠。此外，为了防止在第二次插入内镜时套管滑落，套管应送至超过病变部位的结肠深部。

一项圈套器联合止血夹辅助 ESD 被成功应用于结直肠病变切除，包括深部结肠病变。通过内镜孔道将倒置圈套器安全地送到深部结肠中。该方法不需要特殊的导管以及重复插入内镜，将圈套器与内镜一起送入结肠的方法简单而安全。在该方法中，圈套器可以固定一次或多次到黏膜瓣上多个需要剥离的部位，使黏膜下层大面积暴露和牵引位置的及时调整。另外，牵引效果可以通过圈套的手柄在体外调节，以更充分地暴露黏膜下层。需要指出的是，此方法中的圈套器相对较软，深部结肠中推动黏膜瓣暴露黏膜下层的效果差。尽管如此，通过拉动圈套器仍然可以有效地帮助深部结肠中的 ESD。但这项研究有一些局限性。首先，手术病例的数量相对较少。需要积累更多病例以进一步改进这种方法。其次，这种方法和其他黏膜牵引方法之间没有进行比较。最后，需要额外花费，因为黏膜牵引的圈套器和止血夹会提高成本。总之，基于目前的研究，在结肠和直肠 ESD 中，圈套器结合止血夹可有效安全地辅助深结肠 ESD。该方法提供了用于黏膜牵引的替代方法。

临床操作中，相较于其他牵引方式所需材料或设备，圈套器作为常规的内镜治疗器械，获取十分方便。同时操作过程相当简便，更有利于初学者学习掌握，增加 ESD 治疗成功的信心。圈套器具有一定硬度，与其他线类器材牵引不同，圈套器在牵引辅助过程中，可以实现"推拉结合"，操作更为灵活，实用性强。术者在剥离过程中，有可能需更换牵引的位置，以使圈套器牵引辅助的优势得以体现。

（崔　琳）

参 考 文 献

[1] Bai Y, Cai JT, Chen YX, et al. Expert consensus on perioperative medications during endoscopic submucosal dissection for gastric lesions. J Dig Dis, 2016, 17: 784-789.

[2] 国家消化系统疾病临床医学研究中心，中华医学会消化内镜学分会，中国医师协会消化医师分会. 胃内镜黏膜下剥离术围手术期指南. 中华消化内镜杂志, 2017, 34（12）: 837-851.

[3] Zhang Q, Wang Z. Cannula-guided snare with endoclip to assist in endoscopic submucosal dissection: an in vivo animal study. Minim Invasive Ther Allied Technol, 2019, 28: 227-233.

[4] Lü Mu Han, Kuang-1 Fu, Zhong Qiong Wang, et al. Traction with snare during endoscopic submucosal dissection. Endoscopy, 2016, 48: 183-185.

[5] Ota R, Doyama H, Tsuji K. Deep colonic endoscopic submucosal dissection using a modified clip and snare method incorporating a pre-looping technique [J]. BMJ case reports, 2015, pii: bcr2014207918. doi: 10. 1136/bcr-2014-207918.

[6] Hiroya Sakaguchi, Takashi Toyonaga, Hidetoshi Kaku, et al. The crane technique: a novel traction method for use during rectal endoscopic submucosal dissection. Endoscopy, 2019, 51: 88-89.

[7] 肖君，韩树堂，李惠，等. 圈套器牵引法辅助内镜黏膜下剥离术治疗消化道平坦型病变的价值探讨. 中华消化内镜杂志, 2016, 33（4）: 248-250.

[8] Tsao SK, Toyonaga T, Morita Y, et al. Modified fishing-line traction system in endoscopic submucosal dissection of large esophageal tumors. Endoscopy, 2011, 43: 119.

[9] Ota M, Nakamura T, Hayashi K, et al. Usefulness of clip traction in the early phase of esophageal endoscopic submucosal dissection. Dig Endosc, 2012, 24: 315-318.

[10] Gotoda T, Oda I, Tamakawa K, et al. Prospective clinical trial of magnetic-anchor-guided endoscopic submucosal dissection for large early gastric cancer. Gastrointest Endosc, 2009, 69: 10-15.

[11] Ahn JY, Choi KD, Choi JY, et al. Transnasal endoscope-assisted endoscopic submucosal dissection for gastric adenoma and early gastric cancer in the pyloric area: a case ser-ies. Endoscopy, 2011, 43: 233-235.

[12] Kondo H, Gotoda T, Ono H, et al. Percutaneous traction-assisted EMR by using an insulation-tipped electrosurgical knife for early stage gastric cancer. Gastrointest Endosc, 2004, 59:

284-288.

[13] Jin P，Yu Y，Fu KI，et al. A new traction method with use of the snare as a "second hand" during endoscopic submucosal dissection. Endoscopy，2015，47（S 01）：E286-E287.

[14] Ota M，Nakamura T，Hayashi K，et al. Usefulness of clip traction in the early phase of esophageal endoscopic submucosal dissection. Dig Endosc，2012，24：315-318.

[15] Koike Y，Hirasawa D，Fujita N，et al. Usefulness of the thread traction method in esophageal endoscopic submucosal dissection：randomized controlled trial. Dig Endosc，2015，27：303-309.

[16] Miyazaki Y，Yamada T，Takahashi T，et al. A novel endoscopic submucosal dissection technique with robust and adjustable tissue traction. Endoscopy，2014，46：499-502.

[17] Motohashi O，Nishimura K，Nakayama N，et al. Endoscopic submucosal dissection（two-point fixed ESD）for early esophageal cancer. Dig Endosc，2009，21：176-179.

[18] Suzuki S，Gotoda T，Kobayashi Y，et al. Usefulness of a traction method using dental floss and a hemoclip for gastric endoscopic submucosal dissection：a propensity score matching analysis（with videos）. Gastrointest Endosc，2016，83：337-346.

[19] Parra-Blanco A，Nicolas D，Arnau MR，et al. Gastric endoscopic submucosal dissection assisted by a new traction method：the clip-band technique. A feasibility study in a porcine model（with video）. Gastrointest Endosc，2011，74：1137-1141.

[20] Yoshida M，Takizawa K，Ono H，et al. Effcacy of endoscopic submucosal dissection with dental floss clip traction for gastric epithelial neoplasia：a pilot study（with video）. Surg Endosc，2016，30：3100-3106.

[21] Imaeda H，Iwao Y，Ogata H，et al. A new technique for endoscopic submucosal dissection for early gastric cancer using an external grasping forceps. Endoscopy，2006，38：1007-1010.

[22] Chen PJ，Chu HC，Chang WK，et al. Endoscopic submucosal dissection with internal traction for early gastric cancer（with video）. Gastrointest Endosc，2008，67：128-132.

[23] Uraoka T，Ishikawa S，Kato J，et al. Advantages of using thin endoscope-assisted endoscopic submucosal dissection technique for large colorectal tumors. Dig Endosc，2010，22：186-191.

[24] Imaeda H，Hosoe N，Ida Y，et al. Novel technique of endoscopic submucosal dissection by using external forceps for early rectal cancer（with videos）. Gastrointest Endosc，2012，75：1253-1257.

[25] Sakamoto N，Osada T，Shibuya T，et al. Endoscopic submucosal dissection of large colorectal tumors by using a novel spring-action S-O clip for traction（with video）. Gastrointest Endosc，2009，69：1370-1374.

[26] Ritsuno H，Sakamoto N，Osada T，et al. Prospective clinical trial of traction device-assisted endoscopic submucosal dissection of large superficial colorectal tumors using the S-O clip. Surg Endosc，2014，28：3143-3149.

[27] Takeda T，Murakami T，Sakamoto N，et al. Traction device to remove an adenoma in the appendiceal orifice by endoscopic submucosal dissection. Endoscopy，2013，45（Suppl S2）：

UCTN：239-240.

[28] Osada T，Sakamoto N，Shibuya T，et al. "Loops-attached rubber band" facilitation of endoscopic submucosal dissection of superficial colorectal neo-plasm. Endoscopy，2008，40（SupplS 2）：101-102.

[29] Tomiki Y，Ishiyama S，Sugimoto K，et al. Colorectal endoscopic submucosal dissection by using latex-band traction. Endoscopy，2011，43（Suppl S2）：UCTN：250-251.

[30] Zhang Q，Xing TY，Wang Z. A snare combined with endoclips to assist in endoscopic submucosal dissection for intraepithelial neoplasia in the entire colon and rectum. Scand. J. Gastroenterol，2019，54：114-121.

第九节　机器人辅助牵引技术

一、概述

机器人辅助牵引是随人工智能而发展起来的一项内镜领域的新兴技术，且已有多个动物实验，并获得成功的报道。用于内镜牵引的主从式经腔道内镜机器人（MASTER）由 3 部分构成：主机器人控制器、远程手术工作站和从机械手，该系统与双通道治疗内镜一起使用。主控制器是控制从机械手的人机界面，是一个单边机电设备，响应操作员的输入并驱动末端执行器、抓取器和单极电钩。这种方法类似于腹腔镜手术。MASTER 将传统的 ESD 工作分为两部分，一名外科医师操作控制端，双手负责内镜前端的器械操作，完成牵拉、切割、剥离等多种操作，另一名内镜医师仅通过负责控制镜身完成整个手术，大大减轻了医师工作量，并且提高了操作的安全性。但是由于内镜机器人是人机交互系统，在处理复杂和意外情况时，仍需传统内镜进行补充，因此还有很长的路要走。

二、适应证与禁忌证

同第一篇第二章 ESD 适应证与禁忌证。

三、术前准备

（一）器械准备　MASTER 系统、双通道治疗内镜、常规治疗内镜、切开刀、抓取器、单极电钩、注射针、电止血钳等。

（二）患者准备　同第一篇第三章 ESD 术前准备。

四、操作方法

（一）MASTER 系统的结构与组装　MASTER 系统由主机器人控制器、远程手术工作站和从机械手 3 部分构成，主控制器是控制从机械手的人机界面，执行响应操作员输入的命令，并驱动末端的执行器。外科医师控制主机器人控制器，接收到的命令被处理并发送到远程手术工作站，该工作站驱动安装在内镜上的从

机械手。该系统安装在双通道治疗内镜上（图
3-2-45），从机械手控制末端执行器，其中包括
抓取器和单极电钩等。它们依次由穿过内镜 2 个
操作通道的电缆控制。将 MASTER 系统连接到
双通道内镜后，内镜连接到标准内镜控制台，内
镜医师在整个手术过程中都可以看到高清晰度的
视觉显示器。另一个高清晰度监视器是为外科医
师在控制台上设置的。带有 L 形单极电钩的手臂
连接到内镜电外科发生器，以提供电凝及切割等
功能。

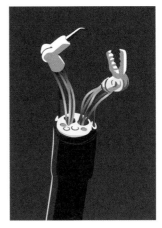

图 3-2-45 与双通道内
镜连接的机械手示意图

（二）沿病变进行环周黏膜切开 患者麻醉
且气管插管后，在常规治疗内镜的引导下插入腹
腔镜外套管（外径约 19.5mm、长度约 50cm）。
病灶周围用切开刀标记，然后向黏膜下层注射相
应的溶液以升高病变。沿标记点外约 0.5cm 完成
黏膜环切，再次进行黏膜下注射以确保病变被充分抬高。移除常规内镜，将安装
了从机械手的双通道治疗内镜通过腹腔镜外套管送入消化腔道，开始使用
MASTER 系统进行黏膜下剥离的第 2 阶段。

（三）用 MASTER 系统进行黏膜下剥离 该系统由两名操作员操作，内镜医
师控制内镜，并将内镜放置在病灶附近。主控制器的外科医师通过工作站川控制
从机械手。从机械手依次通过穿过内镜 2 个操作通道的电缆机械控制末端执行器
（抓取器和单极电钩）。其中一只机械臂抓住肿瘤黏膜的开放边缘，以牵拉黏膜
并加强黏膜下层暴露，另一只 L 形单极电钩臂完成黏膜下层剥离。剥离下来的病
灶用抓取器随内镜取出。当需要额外的黏膜下注射或需要止血夹、电凝钳等止血
措施时，常规治疗内镜需与机器人内镜交换。此外，ESD 完成后仍需换常规治疗
内镜进行细致止血。并检查有无穿孔等。

（四）标本病理检查 取出的标本固定，充分拉伸切除的黏膜，以避免福尔
马林固定期间边缘收缩。切除的标本由专门的病理科医师按照标准化程序进行检
查，对肿瘤的大小、类型、分化程度、侧缘和深缘进行评估。

五、操作注意事项

1. 术中仍需间断行黏膜下注射，以保证黏膜的隆起程度，但应尽量减少次
数，保证少次、高效，因进行黏膜下注射需更换治疗内镜，频繁更换不利于操作
的顺利进行。

2. ESD 操作结束后仍需更换为普通内镜，以检查有无裸露的血管、潜在的

穿孔等病灶，从而通过预处理减少术后并发症的发生。

3. 手术者之间的协调是通过外科医师告诉内镜医师重新调整双通道内镜远端的位置来实现的，故术中内镜医师与外科医师应及时、有效沟通，才能使手术顺利进行。

4. MASTER 系统的操作需熟练的技术，这对于外科医师的要求较高，不仅需要扎实的基本功，更需要对腔镜手术的操作有丰富的经验。

六、并发症及处理

同第一篇第六章 ESD 并发症及处理。

七、效果评价

ESD 作为治疗消化道早癌的有效方法越来越受到人们的重视。然而，由于该手术难度大，相关并发症发生率高，且消化道腔内多个器械操作的严重局限性对腔内手术提出了重大挑战。内镜的长度阻碍了操作者的自然力传输，从而导致效应器端的力减小，通常不足以进行有效的操作。因此，与 ESD 相关的并发症的风险很高，这使得 ESD 执行困难且耗时，即使对最熟练的内镜医师来说也是如此。

MASTER 使内镜平台重新配置，它将器械运动的控制与内镜运动的控制分开，使得手术任务可以由第 2 操作者通过人机界面独立执行。有了它，内镜展开的器械可以被独立地控制，从而允许控制器械的双手协调，以便完成手术任务，MASTER 具有明显的优势，它自身体积不大，并且有设计用于任何标准的双通道内镜。只需要 2 名操作人员进行内镜手术，且允许每个操作员专注于一项特定的任务：内镜医师将内镜驱动到目标区域，外科医师以直观的方式使用双臂操作机器人，机械地将外科医生和从机机器人分离，提高了手术的操作效率，这在常规平台上是不可能的。由于 MASTER 的精度和效率，整个 ESD 过程可以在很短的时间内完成。

目前已有多个应用 MASTER 系统成功实施 ESD 的报道，但离体及活体的动物实验居多，应用于人体的实践较少，Phee 等报道了将该系统应用于 5 例局限于胃黏膜层的早期胃癌患者，结果证实该技术应用于 ESD 有效且安全。

由于 MASTER 系统配置复杂，设备昂贵，且处于发展阶段，尚未广泛应用于临床，且目前仅有应用于上消化道（主要是胃）的研究报道，其未来的应用与发展有待进一步研究。

（梁莹莹　许　伟）

参 考 文 献

[1] 赵鑫, 姚方. 内镜黏膜下剥离术的辅助牵引技巧. 中华消化内镜杂志. 2019, 36 (8):
541-547.

[2] Hiroyuki Imaeda, Naoki Hosoe, Kazuhiro Kashiwagi, et al. Advanced endoscopic submucosal
dissection with traction. World Journal of Gastroenterology. 2014, 6 (7): 286-295.

[3] 吴文明, 魏志, 孙自勤. 内镜下黏膜剥离术相关辅助牵引技术研究进展. 中华胃肠外科杂
志, 2016, 19 (1): 109-112.

[4] Wang Z, Phee SJ, Lomanto D, et al. Endoscopic submucosal dissection of gastric lesiond by u-
sing a master and slave transluminal endoscopicrobot: an animal survival study. Endoscopy,
2012, 44 (7): 690-694.

[5] Phee SJ, Reddy N, Chiu PW, et al. Robot-assisted endoscopic submucosal dissection is
effective in treating patients with early-stage gastric neoplasia. Clinical Gastroenterology and Hep-
atology, 2012, 10 (10): 1117-1121.

[6] Ho KY, Phee SJ, Shabbir A, et al. Endoscopic submucosal dissection of gastric lesions by
using a Master anf Slave Transluminal Endoscopic Robot (MASTER). Gastrointestinal Endosco-
py, 2010, 72 (3): 593-599.

[7] Chiu PW, Phee SJ, Bhandari P, et al. Enhancing proficiency in performing endoscopic submu-
cosal dissection (ESD) by using a prototype robotic endoscope. Endoscopy International Open,
2015, 3 (5): 439-442.

第十节　新型手术平台牵引技术

传统内镜器械对病灶的牵引和暴露能力有限, 导致使用 ESD 对结直肠病灶进行完整切除有较大挑战性, 新型手术平台技术有望提高结直肠 ESD 手术的整块切除率和治愈率。目前使用的 Anubiscope 手术平台 (德国 Karl Storz 公司设计) 拥有一个轴管, 较软, 可弯曲, 直径为 1.8cm, 内部可容纳两个 4.3mm 和一个 3.2mm 的工作通道 (图 3-2-46), Anubiscope 工具箱内包括各种抓取器、各种切开刀以及内镜针座, 可利用该平台在腔内环境中提供的外科三角 (此项技术为微创腹腔镜手术的支柱) 进行结直肠 ESD。

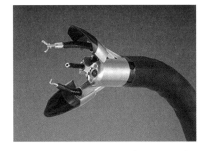

图 3-2-46　展开仪器通道的
anubiscope 是 Karl Storz 公司 2011 年产品

一、适应证和禁忌证

同第一篇第二章 ESD 适应证和禁忌证。

二、术前准备

（一）器械准备　结肠镜、透明帽、注射针、Anubiscope 手术平台、内镜电止血钳、止血夹等。

（二）患者准备　同第一篇第三章 ESD 术前准备。

三、操作方法及步骤

（一）确定病变范围与深度　术前了解病灶的部位、大小和形态，结合染色和放大内镜检查确定病灶的范围、性质和浸润深度。

（二）病灶边缘标记　明确病灶边界，距病灶边缘 3~5mm 处进行标记。

（三）黏膜下注射　将"Anubiscope"手术平台的轴管插入直肠内，找到被标记的病灶，将注射针插入"Anubiscope"的 3.2mm 中心通道，于病灶边缘标记点外侧进行多点黏膜下注射以提升黏膜将病灶抬起，与肌层分离，有利于 ESD 完整地切除病灶，同时不损伤固有肌层，减少了穿孔和出血等并发症的发生。

（四）病灶预切割　撤出注射针，通过相同通道，将切开刀引入，沿标记点外侧缘 5mm 切开病变周围部分黏膜，再深入切开处黏膜下层切开周围全部黏膜以实现病灶预切割。

（五）黏膜下剥离及病灶全切割　术者通过两个 4.3mm 口径的操作通道引入内镜抓取器和切开刀，体外通过枪形手柄操作抓取器抓取病灶顶端，充分暴露病灶，同时使用切开刀，对病灶进行剥离。

（六）创面处理　对剥离后创面上所有可见血管进行预防性止血处理，渗血部位使用电止血钳、氩离子血浆凝固术，局部剥离较深或肌层有裂隙者使用金属夹夹闭。

四、操作注意事项

1. 使用内镜抓取器抓取病灶时要注意，不可用力过猛，以免将病灶拉断，影响内镜术后病理学评估。

2. 完整剥离直径在 3cm 以上的病灶时，不能操之过急，否则容易出现出血、穿孔等并发症。

五、效果评价

相比于其他 ESD 辅助牵引技术，Anubiscope 手术平台牵引技术有着自身的优势：①Anubiscope 手术平台在体外操作时可用枪形手柄操作，根据术者需要，可左手和右手之间切换器械，方便术者在手术过程中暴露、牵引和解剖病灶；②Anubiscope 手术平台将外科三角优势转移到了腔内环境；③Anubiscope 手术平台可良好地暴露黏膜下层及给予病灶剥离所需要的足够的牵引力，以确保对病灶精确的切割，与此同时减少了灼烧病灶对人体正常组织的损伤；④Anubiscope 手术平台利用了人体工程学设计手段，使术者可通过两个直观的手柄操作工作仪器（抓取器和电切器）。同时，该手术平台也存在其自身的不足之处，即多孔道的设计形式使内镜镜身变粗，以至于不适合处理一些需大幅度反转镜身的病变。

（王　雪　张学彦）

参 考 文 献

［1］ DianaM, ChungH, LiuKH, et al. Endoluminal surgical triangulation：overcoming challenges of colonic endoscopic submucosal dissections using a novel flexible endoscopic surgicalplatform：feasibility study in a porcine model. Surg Endosc，2013，27（11）：4130-4135.

［2］ Yeung BP, Gourlay T. A technical review of flexible endoscopic multitasking platforms. Int J Surg，2012，10（7）：345-354.

［3］ Tanaka S, Oka S, Chayama K. Colorectal endoscopic submucosal dissection：present status and futureperspective，including its differentiation from endoscopic mucosal resection. J Gastroenterol，2008，43（9）：641-651.

第十一节　双通道内镜牵引技术

一、简介

双通道内镜牵引技术是基于 ESD 的操作基础，通过双通道内镜行 ESD，因为此内镜有两个孔道（图 3-2-47），在 ESD 的过程中通过其中一个通道直接送入异物钳，直接钳夹病变一侧的黏膜下层，通过推或拉异物钳获得的良好对抗牵引力来辅助牵引病变组织，提起肿瘤病灶，将其向上移动并远离肌肉层，以进行张力反牵引，另外一个通道插入切开刀等完成剥离。

传统的双通道内镜不能像双手一样工作，因为通过辅助通道的两个仪器都随着内镜的尖端移动，而且双通道内镜不允许足够的自由度来提供稳定的反牵引力。为了解决这个问题，有专家发明并测试了一种新型内镜（R-scope）（图 3-2-48：R-scope）。这个 R-scope 有两个独立的、可移动的、指向垂直方向的通道（图 3-2-49：R-scope 垂直双通道），其中一个通道伸入内镜电止血钳，牵拉组织提供反牵引，通过反向牵引病灶，使黏膜下视野得以充分暴露；另一个通道插入切开刀（图 3-2-50：R-scope 尖端），进行切割，允许移动内镜电止钳与切开刀而不必移动 R-scope 本身，从而完成剥离。

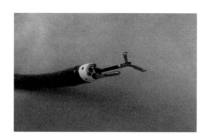

图 3-2-47　双通道内镜

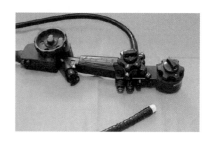

图 3-2-48　R-scope

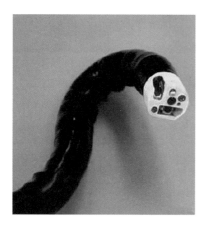

图 3-2-49　R-scope 垂直双通道

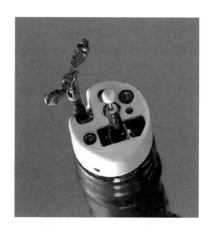

图 3-2-50　R-scope 尖端

[图引自 Neuhaus H，Costamagna G，Deviere J，et al. Endoscopic submucosal dissection（ESD）of early neoplastic gastric lesions using a new double-channel endoscope（the "R-scope"）. Endoscopy，2006，38：1016~1023.]

　　双通道内镜在临床也有了实际应用，有文章记载通过双通道内镜螺纹牵引法切除十二指肠大面积有蒂病变，庞勇等报道在双通道内镜下使用辅助牵引技术成功切除 16 例起源胃固有肌层的肿瘤，术后随访无肿瘤残留或复发；Hijikata 等使用注射针外护套联合双通道内镜进行牵引完成 ESD，只需要一个传统的抓取钳或注射鞘就可以实现牵引，用注射鞘通过双通道内镜的一个通道将剥离黏膜层的底部推高，露出黏膜下层，保证足够的牵引力，用切开刀通过另一个通道进行黏膜下层剥离。

二、适应证

同第一篇第二章 ESD 适应证。

三、禁忌证

同第一篇第二章 ESD 禁忌证。

四、术前准备

（一）器械准备　双通道电子胃镜、透明帽、切开刀、内镜电止血钳、注射针、圈套器、EndoTrac、止血夹、套管等。

（二）患者准备　同第一篇第三章 ESD 术前准备。

五、操作方法

（一）确定病变范围与深度　了解病灶的部位、大小和形态，结合染色和放大内镜检查确定病灶的范围、性质和浸润深度。

（二）标记　用电凝刀在病灶周围进行电凝标记，在黏膜病灶标记点离开病灶边缘至少 5mm，对黏膜下病变紧靠病灶边缘标记。

（三）黏膜下注射　将 5ml 0.2% 靛胭脂、2ml 1% 肾上腺素和 100ml 生理盐水混合配制混合溶液，自远端至近端，于病灶边缘标记点外进行多点黏膜下注射，每点至少 2ml 至黏膜明显隆起。

（四）切开病变外侧缘黏膜　应用切开刀沿病灶边缘标记点切开黏膜。

（五）使用双通道内镜完成牵引　一个通道伸入垂直移动夹持钳牵引病灶，另外一个通道伸入切割装置进行剥离；术中保持直视下操作，并注意随时止血，完成黏膜彻底剥离、挖除病变。

（六）创面处理　对创面可见的小血管应用氩离子血浆凝固术凝固治疗，较大血管用热活检钳电凝，必要时应用止血夹闭合创面或血管。

六、术后处理

切除病灶标本应用大头针固定，甲醛固定后送病理检查，确定病变性质及切缘和基底部有无侵犯。患者术后常规禁食 1~3 天，并予质子泵抑制剂、黏膜保护剂等治疗；观察腹部体征及胃管引出物颜色，判断有无消化道出血等并发症，必要时给予抗感染治疗。

七、效果评价

虽然 ESD 相关牵引技术发展迅速、方法多样，但是在临床运用中需要根据术式特点、材料易获得性、技术掌握度、卫生经济学和治疗收益及风险等多个角度进行综合评估，ESD 的内牵引方法对于彻底切除早期胃癌，包括大的病变和难以到达的部位是有效的，但不适用于幽门或贲门肿瘤，多孔道设计使镜身较粗，不适合处理一些需大幅度反转镜身的病变，而且双通道内镜比传统内镜更重，主要原因是抓取钳是通过内镜插入的，它们与内镜同步移动，有时很难控制牵引方向，更难操作，尤其是在切除较大病变时。更大的缺点是它不能提供高分辨率图像此外，在向后弯曲的位置很难使用。但是与传统内镜相比，能明显缩短ESD手术时间，便于黏膜下层的可视化，准确识别切割线和黏膜下血管，然而并发症发生率差异无统计学意义。

（高孟亮　徐　丹）

参 考 文 献

［1］赵鑫，姚方. 内镜黏膜下剥离术的辅助牵引技巧. 中华消化内镜杂志，2019，36（8）：541-547.

［2］Yonezawa J, Kaise M, Sumiyama K, et al. A novel double-channel therapeutic endoscope（"R-scope"）facilitates endoscopic submucosal dissection of superficial gastric neoplasms. Endoscopy, 2006, 38（10）: 1011-1015.

［3］Neuhaus H, Costamagna G, Deviere J, et al. Endoscopic submucosal dissection（ESD）of early neoplastic gastric lesions using a new double-channel endoscope（the "R-scope"）. Endoscopy, 2006, 38（10）: 1016-1023.

［4］Lee SH, Gromski MA, Derevianko A, et al. Efficacy of a prototype endoscope with two deflecting working channels for endoscopic submucosal dissection: a prospective, comparative, ex vivo study. Gastrointest Endosc, 2010, 72（1）: 155-160.

［5］Xu Li Hua, Li Liang Jun, Zhou Chuan Wen, et al. Using a double-channel gastroscope reduces procedural time in performing gastric endoscopic submucosal dissection. Pak J Med Sci, 2016, 32（3）: 617-621.

［6］Hijikata Y, Ogasawara N, Sasaki M, et al. Endoscopic submucosal dissection with sheath-assisted counter traction for early gastric cancers. Dig Endosc, 2010, 22（2）: 124-128.

［7］胡娜，朱晓佳，杨力. 体外牵引技术在内镜切除术中的应用进展. 临床消化病杂志，2017，29（1）：55-57.

［8］庞勇，张炳印，曹永宽，等. 双孔道内镜全层切除法在治疗胃固有肌层肿瘤中的应用. 中华消化内镜杂志，2012，29（9）：522-523.

［9］Fujii L, Onkendi EO, Bingener-Casey J, et al. Dual-scope endoscopic deep dissection of proximal gastric tumors（with video）. Gastrointest Endosc, 2013, 78（2）: 365-369.

［10］Fukami N. What we want for ESD is a second hand! Traction method. Gastrointest Endosc, 2013, 78（2）: 274-276.

［11］Saito Y, Emura F, Matsuda T, et al. A new sinker-assisted endoscopic submucosal dissection for colorectal cancer. Gastrointest Endosc, 2005, 62（2）: 297-301.

［12］Higuchi K, Tanabe S, Azuma M, et al. Double-endoscope endoscopic submucosal dissection for the treatment of early gastric cancer accompanied by an ulcer scar（with video）. Gastrointest Endosc，2013，78（2）：266-273.

［13］ De Melo SW，Cleveland P，Raimondo M，et al. Endoscopic mucosal resection with the grasp-and-snare technique through a double-channel endoscope in humans. Gastrointest Endosc，2011，73（2）：349-352.

［14］ Tsuji K，Yoshida N，Nakanishi H，et al. Recent traction methods for endoscopic submucosal dissection. World J Gastroenterol，2016，22（26）：5917-5926.

［15］ Hiroyuki Imaeda，Naoki Hosoe，Kazuhiro Kashiwagi，et al. Advanced endoscopic submucosal dissection with traction. World J Gastrointest Endosc，2014，6（7）：286-295.

［16］ 沈睿炜，孙聪，郑惠虹，等. ESD 术治疗上消化道疾病 50 例. 世界华人消化杂志，2014，22（5）：730-734.

［17］ 吴文明，魏志，孙自勤. 内镜下黏膜剥离术相关辅助牵引技术研究进展. 中华胃肠外科杂志，2016，19（1）：109-112.

［18］ Chen PJ，Chu HC，Chang WK，et al. Endoscopic submucosal dissection with internal traction for early gastric cancer（with video）. Gastrointest Endosc，2008，67（1）：128-132.

［19］ Sanchez GA，Barkin JS. Double channel does it all：both visualization and deployment in half the time. Gastrointest Endosc，2010，72（5）：1113-1114.

［20］ Ozeki Y，Hirasawa K，Sato C. Useful endoscopic resection technique for large pedunculated lesions in the duodenum using thread-traction method with a double-channel endoscope. Dig Endosc，2020，32（1）：22-23.

第十二节　双内镜牵引技术

一、概述

双内镜牵引技术是指 2 个内镜同时插进消化道，其中一个内镜作为主操作镜进行病变切除，另一个内镜辅助进行病灶牵引（图 3-2-51）。通过第 2 个内镜施

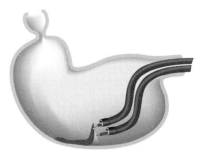

图 3-2-51　双内镜牵引法示意图

［本图由哈尔滨医科大学附属第二医院消化内科医生吕成倩提供］

加的反牵引将病变从切割平面上提离，其提供的牵引力方向可控，能充分暴露黏膜下层，缩短 ESD 操作时间，提高整块切除率，减少并发症的发生。不足之处在于双内镜的置入需要 2 名以上内镜操作者及助手，两内镜之间会相互干扰。对较大病变尤其是环周病变切除不便，且通常需要 2 个光源。

二、适应证与禁忌证

同第一篇第二章 ESD 适应证与禁忌证。

三、术前准备

（一）器械准备　标准内镜（主内镜）、小口径内镜（图 3-2-52）、超声内镜、切开刀、注射针、抓取钳或抓取网等，电止血钳、异物钳、夹持钳等。

（二）患者准备　同第一篇第三章 ESD 术前准备。

四、操作方法

（一）用主内镜进行 ESD 操作　与传

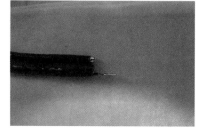

图 3-2-52　主内镜、小口径内镜

统内镜手术相似，常规观察最初是用主内镜进行，然后在靛胭脂等染色内镜或光学染色观察下，在距病灶边缘 5mm 处作标记以明确病变的范围。然后在黏膜下层注射相应溶液，使病灶抬高。用切开刀切开病灶周边黏膜，进行黏膜环切，进行初步黏膜下剥离，尤其对用于牵引的组织应进行适度剥离。

（二）插入小口径内镜　在需要辅助牵引时，将主内镜留在胃内，沿着主内镜插入小口径内镜。

（三）用小口径内镜抓住病灶　确认病变后，通过小口径内镜钳道插入抓取钳（或网等），沿其边缘抓住病变。助手在用主内镜观察病变的同时，调整小口径内镜的位置，对病变进行适当的牵引。此时可移动小口径内镜并调整角度，根据需要插入或收回夹持钳。

（四）用主内镜进行黏膜下剥离术　用主内镜进行剥离操作。应用小口径内镜提供所需要方向的牵引力，从而保证了良好的视野，有效避免了出血、穿孔和误切入病灶的风险。应用本牵引技术可以辅助进行大面积病灶的黏膜下剥离，从而缩短治疗时间。由于主内镜的运动会干扰小口径内镜，助手在保持对病灶牵引力的同时，应适当调整小口径内镜的位置，避免造成影响。如果剥离时牵引力不足，可以再次抓住病变。但需要小心，因为过度牵引可能导致组织标本损伤或肌层抬高，增加切入肌层的风险。

（五）标本处理　剥离完成后，切除的标本随抓取钳取出，处理创面，完成治疗。组织标本用福尔马林固定，切成垂直于病变基底的 2mm 宽的组织条，并用石蜡包埋，进行组织病理学评价，以确定组织病理学诊断。判断肿瘤大小、浸润深度、溃疡性改变、淋巴管和血管受累情况，并对肿瘤累及侧缘和垂直缘进行评估。

五、操作注意事项

1. 由于两内镜之间存在相互干扰，内镜医师与助手应有效沟通，这对减少干扰至关重要。

2. 掌握适度的牵引力度，既可以使黏膜下层充分暴露，以利于手术的顺利进行，又不会因牵引力过大而损伤病灶。

3. 进行病灶剥离过程中应间断行黏膜下注射，以增加病灶隆起程度。

4. 术中（包括术前）应行超声内镜检查，以识别、排除病灶及周围大的穿支血管。

5. 不适用于食管口、贲门、结肠等解剖狭窄及双内镜不能有效操作部位的病变。

六、并发症及处理

同第一篇第六章 ESD 并发症及处理。

七、效果评价

传统 ESD 牵引方法中黏膜下层的切开和剥离是通过在内镜顶端放置透明帽来完成的，很难获得良好的视野，与其他牵引方法相比，双内镜牵引法牵引的力度和方向可以通过操纵小口径内镜、改变角度、插入或收回抓取钳调节。如果术中牵引力不足，可以重新抓住病变进行调整。小口径内镜可以优化剥离平面，并通过牵引提供充分的黏膜下层暴露，有效节省体力与时间，并及时发现裸露的血管或固有肌层的损伤，及时进行预处理，有效避免或减少并发症的发生。由于实施 ESD 的内镜与用于抓取病变的内镜是独立的，在黏膜下剥离时，内镜之间的干扰最小，这也是一个重要的优势。

Ogata 等报道 122 例应用该方法治疗早期胃癌的有效性，结果显示 97.5% 成功完成了手术，实现了整块切除。出血的发生率为 2.5%，后经内镜治疗成功止血，穿孔发生率为 3.3%，均行保守治疗成功。Higuchi 等采用单一光源双内镜法，结果证实其在早期胃癌伴溃疡性瘢痕的病例中有良好效果。以往在常规 ESD 手术中，溃疡瘢痕会增加穿孔和固有肌层损伤的风险，导致分片切除，降低整块切除率，使用本牵引技术后，整块切除率 100%，完全切除率 90%。Fujii 等报道了应用双内镜法切除胃食管交界处良性肿瘤，由于其解剖位置的特殊性，在主镜放置一个尼龙绳环，将其放置在肿块周围的黏膜周围，作为操纵肿块进行牵引的锚定点，然后使用小口径内镜通过儿科圈套器捕获释放的尼龙绳环，操纵小口径内镜在不同轴向和角度进行牵引，结果显示该方法可行、有效。

双内镜法仍有其局限性，由于两个内镜同时置入，使得解剖位置狭窄或不易通过的管腔部位无法应用此方法，P. Fusaroli 等在其研究中提到，由于第2条内镜很难到达乙状结肠近端，故在结肠镜 ESD 中只适合于治疗局限于直肠或乙状结肠远端的病变，在结肠应用中受到限制。此外，Ogata 等提到，由于反转后两个内镜远端相互影响，使用该方法很难切除贲门附近的病变。Higuchi 等也提到，位于食管生理狭窄的病变一般无法应用此技术，最适于应用的部位是胃部。

综上所述，双内镜 ESD 是一种有效可行的治疗方法，可作为常规 ESD 难以切除病变的一种治疗选择。随着经验的增加和设备的改进，这项技术将获得进一步的完善，并将更好地应用于临床。

（梁莹莹　许　伟）

参 考 文 献

[1] 赵鑫，姚方. 内镜黏膜下剥离术的辅助牵引技巧. 中华消化内镜杂志，2019，36（8）：541-547.

[2] 高淑静. 内镜下黏膜切除术牵引技术的进展. 中国城乡企业卫生，2017，184：27-30.

[3] Kunihiro Tsuji, Naohiro Yoshida, Hiroyoshi Nakanishi, et al. Recent traction methods for endoscopic submucosal dissection. World Journal of Gastroenterology, 2016, 22（26）：5917-5926.

[4] Hiroyuki Imaeda, Naoki Hosoe, Kazuhiro Kashiwagi, et al. Advanced endoscopic submucosal dissection with traction. World Journal of Gastrointestinal Endoscopy, 2014, 6（7）：286-295.

[5] Higuchi K, Tanabe S, Azuma M, et al. Double-endoscope endoscopic submucosal dissection for the treatment of early gastric cancer accompanied by an ulcer scar（with video）. Gastrointestinal Endoscopy, 2013, 78（2）：266-273.

[6] Ogata K, Yanai M, Kuriyama K, et al. Double Endoscopic Intraluminal Operation（DEILO）for Early Gastric Cancer：Outcome of Novel Procedure for Endoscopic Submucosal Dissection. Anticancer Research, 2017, 37：343-348.

[7] Fujii L, Onkendi EO, Bingener-Casey J, et al. Dual-scope endoscopic deep dissection of proximal gastric tumors（with video）. Gastrointestinal Endoscopy, 2013, 78（2）：365-369.

[8] P. Fusaroli, A. Grillo, S. Zanarini, et al. Usefulness of a second endoscopic arm to improvetherapeutic endoscopy in the lower gastrointestinaltract. Preliminary experience-a case series. Endoscopy, 2009, 41（11）：997-1000.

第十三节　双气囊辅助牵引技术

一、简介

双气囊辅助牵引技术采用一种新的双气囊设备，设有前后两个气囊，分别独立控制进行充气，结合水下内镜黏膜下剥离术（UESD）的混合方法提高剥离效率。该设备可以增强内镜的稳定性和可视性，降低技术难度并提高安全性。此外，该设备可以通过将组织夹附到气囊上提供最佳的组织牵引力。

二、适应证和禁忌证

（一）适应证　在肠腔内的 ESD，特别是复杂的内镜手术。余同第一篇第二章 ESD 适应证与禁忌证。

（二）禁忌证　同第一篇第二章 ESD 适应证与禁忌证。

三、术前准备

（一）器械准备　结肠镜、透明帽、止血夹、圈套器、3-0 丝线、切开刀、电止血钳等。

（二）患者准备　同第一篇第三章 ESD 术前准备。

四、操作方法

（一）确定病变范围与深度　了解病灶的部位、大小和形态，结合染色和放大内镜检查确定病灶的范围、性质和浸润深度。

（二）病灶边缘标记　明确病灶边界，距病灶边缘 3~5mm 处进行标记。

（三）黏膜下注射　于病灶边缘标记点外侧进行多点黏膜下注射，通过将注射液注入黏膜下层提升黏膜将病灶抬起，与肌层分离，有利于 ESD 完整地切除病灶，而不损伤固有肌层，减少穿孔和出血等并发症的发生。

（四）切开　沿标记点外侧缘 5mm 环周切开病变周围黏膜。

（五）双气囊牵引辅助技术　需要牵引辅助时，将 Dilumen 装置安装在肠镜上，然后把设备放进管腔与病变相关的适当位置，使病变位于两个气囊之间；用止血夹子将前球囊与已经部分分离的黏膜固定在一起，通过充气手柄控制旋钮选择充气气囊（AB）充气选择器，压下充气/放气键，直到达到所需压力（显示指示灯变为绿色）。充气后，气囊的膨胀程度通过指示器以及观察内镜来确认。在前后两个充气球囊之间形成一个封闭的"治疗区"；助手启动注水泵，向治疗区灌水，整个 ESD 操作在水下环境中进行（图 3-2-53），剥离时还可以通过操作柄把前气囊向远处推送，从而对剥离黏膜形成推力，保持剥离视野（图 3-2-54）。手术完成后吸走液体，取出标本。

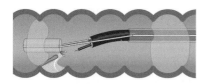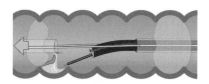

图 3-2-53　将 Dilumen 装置安装在肠镜上，然后把设备放进管腔与病变相关的适当位置，使病变位于两个气囊之间；用止血夹子将前球囊与已经部分分离的黏膜固定在一起，在通过充气手柄控制旋钮来选择充气气囊（AB）充气

图 3-2-54　剥离时可以通过操作柄将前气囊向远处推送，从而对剥离黏膜形成推力，保持剥离视野

五、操作注意事项

1. 该方法局限于肠镜 ESD，受到器械限制，有可能受到肠道蠕动、呼吸、黏膜下纤维化和出血等的影响。

2. 气囊压力需要检测，防止压力过大或不足。

六、并发症及处理

同第一篇第六章 ESD 并发症及处理。

七、效果评价

与传统手术相比明显缩短了手术时间。牵引装置在水下显著减少烟雾干扰，改善视觉效果，术野清晰。减少组织烧伤，可以控制肠道的运动和维持腔内范围的稳定，适合处理复杂病变，减少并发症。

（李静雅　张学彦）

参 考 文 献

［1］Sam K. Sharma, Takahiro Hiratsuka, Hisashi Hara. Antigravity ESD-double-balloon-assisted underwater with traction hybrid technique，2018，6（6）：739-744.

［2］赵鑫，姚方. 内镜黏膜下剥离术的辅助牵引技巧. 中华消化内镜杂志，2019，36（8）：541-547.

第四篇

辅助牵引技术在消化道各部位 ESD 中的应用技巧

第一章 咽喉部 ESD 辅助牵引技巧

目前，咽喉部的良性病变可以通过喉镜治疗，较大的病灶或恶性病变，胃镜有较大的诊断和治疗价值，尤其是 NBI 内镜，能早期发现病灶并确定病灶范围。咽部的解剖结构有其特殊的组织学特点，缺乏黏膜肌层。喉头水肿是 ESD 治疗的严重并发症，可能是局部黏膜下注射或操作时间过长导致，为更好地暴露视野，加快剥离速度，需要使用 Fraenkel 喉钳进行辅助牵引。

一、适应证和禁忌证

（一）适应证　术前病理证实高级别上皮内瘤变、原位癌或浅表上皮癌。

（二）禁忌证　累及全周病变或双侧梨状隐窝。

二、术前准备

（一）器械准备　胃镜、弯曲喉镜、Fraenkel 喉钳、透明帽、切开刀、电止血钳、异物钳、注射针、圈套器、止血夹、套管等。

（二）患者准备　同 ESD 患者准备，多需气管插管全麻。

三、操作方法及步骤

（一）操作范围　耳鼻喉医师使用弯曲喉镜抬起喉头，协助创造手术空间。

（二）病灶区标记　在白光内镜下，结合光学染色、碘染色，确定病变范围，然后用切开刀标记病变范围。

（三）黏膜下注射　于病灶边缘标记点外侧进行多点黏膜下注射，将病灶抬起。

（四）切开、剥离　采用切开刀切开病灶边缘，同时助手将 Fraenkel 喉钳经口沿着咽后壁进入，钳住需要牵引的部分剥离的组织，根据剥离需要向不同方向牵引，为术者提供更好的手术视野，更清晰地暴露黏膜下层，然后术者使用切开刀对病灶继续进行剥离（图 4-1-1）。

（五）创面处理　对可见血管进行预防性止血，渗血部位使用电止血钳等止血，术后给予禁食、对症治疗。

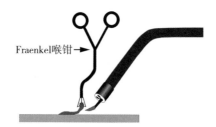

图 4-1-1 红色部位为病灶，Fraenkel 喉钳夹持住部分剥离的病灶，提供足够的牵引力，使病灶边缘的解剖线更加明显，经 Fraenkel 喉钳反牵引下安全、成功地完成 ESD（Fraenkel 喉钳，其钳头能夹持住病灶，向术者所需要的方向提供牵引力）

四、操作注意事项

Fraenkel 喉钳夹牵引时需要注意牵引力度，避免过度用力，引起黏膜撕裂，导致出血等不良后果，黏膜撕脱较大时可能会影响病理结果的判定。

五、效果评价

ESD 对浅表型喉咽癌有良好的治疗效果，但是，咽部结构有其特殊性，如突出的软骨会影响病灶的整体切除，咽部上皮在进行黏膜下剥离时易脱落，并且手术空间狭窄，因而可能会影响病灶边缘的组织学检查结果，从而影响手术效果。所以在浅表型喉咽癌 ESD 中，可能需要有良好的牵引提供良好手术视野，帮助确定手术时的切割线。Fraenkel 喉钳长度约 23cm，钳头可以 360° 旋转，能根据术者需要提供任何方向的牵引力，并协助术者确定病灶的边缘。

浅表型喉咽癌 ESD 术的成功，主要在于可供操作的手术空间和清晰的病灶与正常组织的分割线。在食管、胃和结肠 ESD 里，已经有夹线牵引等牵引方式报道。但是在咽喉部，由于病变与切牙之间的距离较近，经口插入喉钳更容易接近病变，Fraenkel 喉钳主要优点就在于其钳头可以根据术者需要旋转并提供牵引力，清晰显现病灶和正常组织之间黏膜下层的切割线。在 Fraenkel 喉钳经口牵引下，可以缩短咽喉部 ESD 的手术时间，从而更安全地完整切除整块病灶。

（陈亚楠　张金峰）

参 考 文 献

[1] Iizuka T，Kikuchi D，Hoteya S. A new technique for pharyngeal endoscopic submucosal dissec-

tion：peroral countertraction （with video）. Gastrointestinal Endoscopy. 2012，76 （5）：1034-1038.

［2］董海军，沈建伟，邵晓娜. 内镜黏膜下剥离术治疗早期胃癌的临床效果观察. 世界最新医学信息文摘，2019，19（67）：96-97.

［3］Iizuka T，Kikuchi D，Hoteya S，et al. Clinical advantage of endoscopic submucosal dissection over endoscopic mucosal resection for early mesopharyngeal and hypopharyngeal cancers. Endoscopy. 2011，43（10）：839-843.

第二章　食管病变 ESD 辅助牵引技巧

一、概述

ESD 是一种可以一次性完整切除病变并获得对病灶完整病理评估的新的内镜微创技术，近些年越来越多地被运用于早期食管癌（early esophageal cancer，EEC）。ESD 技术病变整块切除率明显优于传统的内镜下黏膜切除术（endoscopic mucosal resection，EMR），而且局部复发率低。尽管 ESD 有这样的优点，但此技术还是一个具有挑战的技术，因为在手术过程中很难获得清晰满意的手术视野，此技术不但耗时而且存在损伤肌层甚至发生穿孔以及出血的风险。对食管病变行 ESD 显得尤其困难，食管连接咽喉及胃，邻近心脏，因为食管管腔相对狭窄、管壁薄，很容易出现穿孔及纵隔积气等并发症。这使得食管 ESD 的操作难度相对其他部位更难，一旦出现穿孔，很容易出现纵隔感染甚至死亡，而且大多数食管的 ESD 只能从正面进行操作。为了避免 ESD 并发症的发生，要求术者术中必须清晰地判断黏膜下层的层面及黏膜下层的血管，通过适当的牵引辅助技术很好地解决这一问题。内镜医师一直努力寻找一种简单、安全、非侵入性的辅助牵引方法，希望通过利用现有器材改善手术视野。然而因为食管管腔狭窄，这就要求所使用的辅助牵引装置与内镜之间尽量不产生干扰，因此双镜联合不适用。同样，通过橡皮环或尼龙环固定两枚止血夹的内牵引辅助剥离技术在食管 ESD 中也很难实施。目前研究发现带线钛夹、体外使用紧握钳及圈套器法适用于食管病变的剥离。

二、带线钛夹牵引技术

此方法通过利用现有的较廉价、易得的一根线和一个钛夹就可以改善手术视野。大量文献报道了带线钛夹辅助剥离的病例研究，此方法不但可以缩短手术时间，而且减少剥离过程中对固有肌层的损伤，从而减少并发症的发生。如 Masaho Ota 等报道了带线钛夹辅助在食管 ESD 中的实用性。

（一）具体实施方法和技巧　参见第三篇第二章第一节。

带线钛夹辅助食管早癌 ESD 手术过程中通过牵拉丝线，就可以获得一个较好的牵引对抗，使黏膜下层充分暴露，而且术中还可以清晰地观察出血点及裸露的血管，便于对其进行电凝止血，减少术中出血的概率，最终保证清晰的手术视野，使食管 ESD 的手术效率明显提高。相应的研究结果显示，带线钛夹辅助食管 ESD 不但使手术视野改善，而且可以减少小于 1/2 环周病变的剥离时间，减少术中对固有肌层的损伤。操作相对简单，辅助器材费用低且易得。

（二）手术过程中注意 助手在体外的牵拉力一定要适度，以免用牵拉力太大造成止血夹脱落，或导致切除的病变标本不完整，可能影响术后病理结果的判定。此外，牙线安装及反复牵引过程中易损伤组织黏膜，止血夹易脱落，可能需要退出胃镜后再进行牙线装置的安装，可能造成费时、费力、费器械。

三、双止血夹滑轮牵引技术

该方法是对带线钛夹辅助 ESD 技术的改进。

（一）具体操作步骤 参见第三篇第二章第二节。

滑轮技术对治疗范围较大的病灶具有其独特的优势：术中剥离时可预先发现粗大裸露血管，直接使用电止血钳预防性电凝止血治疗，对微小出血点直接进行电凝凝固止血，减少术中出血、迟发性出血等并发症。可以更好地暴露手术视野。剥离时配合副送水的使用，黏膜下层显示得更清晰，更容易判断及分辨剥离深度，从而减少穿孔等并发症。滑轮牵引时对病灶起到钝性分离的作用。剥离结束后，标本可直接由牙线牵拉出食管腔，无须再次由圈套取出。

（二）滑轮操作注意事项

1. 牙线圈直径不宜过大，以直径 0.8~1.0cm 为宜。直径过大在牵拉第 2 个止血夹时会失去牵拉作用，牵引时无力，失去牵引效果；直径过小，增加第 2 个止血夹骑跨在牙线圈的难度；另外，第 2 个止血夹可能将牙线与牙线圈一同固定于肛侧黏膜上，失去滑轮作用，甚至失去牵引作用。

2. 第 2 个止血夹的定位，文献介绍第 2 个止血夹可固定在正常黏膜，但也有文献中将第 2 个止血夹固定在病灶侧黏膜，视野暴露较理想，无周边正常黏膜损伤，手术顺利，对第 2 个止血夹定位需要更多临床实践。

3. 第 1 个止血夹固定在口侧病灶黏膜前需抖出牙线圈，第 2 个止血夹需骑跨在牙线圈上往肛侧移动，上述两个操作步骤需要较熟练的操作技术，在抖动、移动时应注意避免损伤食管黏膜，以免造成出血、穿孔等并发症。

4. 剥离时仍需要间断进行黏膜下注射，增加黏膜隆起程度。

5. 助手牵引时需控制力度，避免力度过大导致止血夹脱落。

6. 止血夹的固定需较熟练的技术，将第 1 个止血夹固定在病灶黏膜上至关重要，但是对于第 2 个止血夹是否可以固定在正常黏膜上、止血夹是否会引起局部病灶或正常黏膜的撕裂，需更多的操作经验。

四、重物牵引技术

重物牵引技术以附加的重物来进行重力牵引，可以用于食管 ESD。操作较为方便，但牵引的方向是向着左侧壁，必要时可以在气管插管条件下改变患者体位，从而改变牵引方向。于病变环周标记后进行黏膜下注射，充分抬举病变，然后用切开刀沿标记点外缘切开口侧黏膜层，继而完成病变环周切开；之后将系有牵引钢球的止血夹通过活检钳道夹闭于口侧端黏膜，利用重力最高点原理逐层向肛侧剥离病变，利用重物的重力作用将已剥离的病变黏膜侧向低处翻转，从而创造出良好的黏膜下空间，更加安全地完成手术操作。术中用切开刀及电止血钳电凝止血，继续在重物牵引辅助下完整剥离病变，取出病变送病理学检查。此方法属于内牵引，置放重物时必须按重力方向设计好牵引的位置。

五、圈套器牵引技术

常规食管 ESD 剥离过程中，如术者感觉病灶黏膜下层暴露不充分，即可考虑使用圈套器牵引法。对于食管病变，选择从口侧端进行分离，选择距术者较近的位置分离有利于后续圈套器牵引法的实施。

（一）操作方法　参见第三篇第二章第八节。

圈套器牵引法的优势。

1. 提供良好的手术操作视野　圈套器牵引辅助下的 ESD 通过人为施加的可控牵引力达到黏膜下层暴露，提供更为清晰的手术视野，提高 ESD 的成功率，缩短手术时间。

2. 获取方便，易于掌握　临床实际操作中，相较于其他牵引方式所需材料或设备，圈套器作为常规的内镜治疗器械，获取十分方便。同时操作过程相当简便，更有利于初学者学习掌握。

3. 牵引效果多样　圈套器具有一定硬度，与其他线类器材牵引不同，圈套器在牵引辅助过程中，可以实现"推—拉结合"，操作更为灵活，实用性强。

4. 可实现单人操作　在圈套器牵引辅助切除过程中，由于其良好的支撑度和硬度，病灶套取后使用维护力度即可，术者可独立完成剥离和牵引，不需要额外配备牵引助手。

5. 可实现重复套取　术者在剥离过程中，有可能需更换牵引的位置，圈套器牵引辅助的优势可得以体现，具体方法为：通过内镜钳道送入抓钳，与圈套器在腔内交叉后，用抓钳抓取需要牵拉的部分，带入圈套器内，再用圈套器从牵拉部根部收紧即可。

6. 标本回收便利　被切除的病灶可由圈套器直接带出体外，避免了病灶回收过程中遗漏及丢失。

（二）圈套器牵引法操作注意事项　应充分把握圈套器收紧病灶时力度，不可用力过猛，以免将病灶破坏，影响术后病理学评估。圈套器套取病灶的目的在于帮助术者充分暴露需要分离的黏膜下层，并不要求将病灶完全收于圈套器中，以免过分收紧病灶带来牵拉过度，可以有效防止人为的创面损伤，甚至出血及穿孔。

六、组织钳钳夹牵引技术

可以采用不同的方式，将组织钳带入食管腔内，辅助 ESD 操作。目前已经有几种组织钳钳夹牵拉方法的报道，都是通过不同的路径将组织钳伸进食管腔内，在完成预切开后，应用组织钳将需要剥离的黏膜夹紧并提起牵拉，充分暴露需要剥离的黏膜下层，组织钳起到操作者的另一只"辅助手"的作用，将需要剥离的病变黏膜层提起。

（一）双通道内镜　Lee 等报道了应用可移动的双通道内镜将组织钳通过其中一个通道伸进管腔内，另一个通道用于电刀的进出，在 ESD 治疗过程中，通过组织钳将需要剥离的黏膜层钳紧并提起，形成一种牵拉的力量。应用此种方法可以使大面积的 ESD 治疗变得更加容易，明显节约手术操作时间，由于是直视下操作还可减少手术穿孔等并发症的发生。

（二）附通道钳夹法牵引技术　有报道通过在内镜的镜身固定一个外套管，将设计好的一套可控制方向的组织钳抓紧器伸进外套管内，随内镜镜身进入食管管腔内，在 ESD 操作过程中，可将组织钳伸出套管，夹住所需剥离的病变黏膜端，此装置中组织钳抓器的方向是可调整的。国外文献报道通过体外使用改良紧握钳的方法也可以应用于食管早癌的剥离，此方法是通过在内镜外面人工建立一个通道，紧握钳通过此通道到达病变部位，通过夹取病变来获得牵引力。虽然此装置相对带线钛夹复杂，而且术中对内镜操作存在一定干扰，但此方法不但可以通过牵拉，而且可以通过改变抓取钳方向改变牵拉方向，学者已证实了其在食管 ESD 中的安全性和有效性。

七、磁锚引导牵引技术

磁锚引导下 ESD（magnetic anchor-guided ESD，MAG-ESD）可以实现不受内镜影响的动态辅助牵引效果（图 4-2-1），因此被认为更具应用前景的辅助牵引技术。在整个 ESD 过程中，先将一个小磁铁用金属夹送入体内并固定在病变边缘（图 4-2-2），再利用体外的永磁铁或电磁控制系统实现 ESD 辅助牵引，可通过改

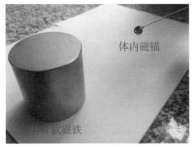

图 4-2-1　磁锚系统，体内磁锚受体外部永磁铁吸引的示意图

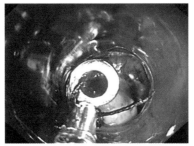

图 4-2-2　装备磁锚的内镜视野，磁铁附着在 3-0 丝线的止血夹上

变体外磁铁的位置实时调整牵拉方向，避免了对改变患者体位的麻烦。根据剥离的需要灵活地调整牵引方向和牵引力大小，实现"体外遥控"动态多方向牵引，这是目前其他牵引方法不能达到的优势，可有效改善手术视野，缩短手术时间，降低不良事件发生率。通过这种方法可以辅助 ESD 安全、高效地完成。

（张学彦　张金峰）

参 考 文 献

［1］Oyama T, Tomori A, Hotta K, et al. Endoscopic submucosal dissection of early esophageal cancer. Clin Gastroenterol Hepatol, 2005, 3 (7 Suppl 1)：567-570.

［2］Ono S, Fujishiro M, Niimi K, et al. Long-term outcomes of endoscopic submucosal dissection for superficial esophageal squamous cell neoplasms. Gastrointest Endosc, 2009, 70 (5)：860-866.

［3］Takahashi H, Arimura Y, Masao H, et al. Endoscopic submucosal dissection is superior to conventional endoscopic resection as a curative treatment for early squamous cell carcinoma of the esophagus (with video). Gastrointest Endosc, 2010, 72 (2)：255-264.

［4］Catalano F, Rodella L, Lombardo F, et al. Endoscopic submucosal dissection in the treatment of gastric submucosal tumors：results from a retrospective cohort study. Gastric Cancer, 2013, 16 (4)：563-570.

［5］He Z, Sun C, Zheng Z, et al. Endoscopic submucosal dissection of large gastrointestinal stromal tumors in the esophagus and stomach. J Gastroenterol Hepatol, 2013, 28 (2)：262-267.

［6］Onozato Y, Ishihara H, Iizuka H, et al. Endoscopic submucosal dissection for early gastric cancers and large flat adenomas. Endoscopy, 2006, 38 (10)：980-986.

［7］Higuchi K, Tanabe S, Azuma M, et al. A phase Ⅱ study of endoscopic submucosal dissection for superficial esophageal neoplasms (KDOG 0901). Gastrointest Endosc, 2013, 78 (5)：704-710.

［8］Heresbach D, Kornhauser R, Seyrig JA, et al. A national survey of endoscopic mucosal resection for superficial gastrointestinal neoplasia. Endoscopy, 2010, 42 (10)：806-813.

［9］Yamamoto S, Uedo N, Ishihara R, et al. Endoscopic submucosal dissection for early gastric cancer performed by supervised residents：assessment of feasibility and learning curve. Endoscopy, 2009, 41 (11)：923-928.

［10］Toyokawa T, Inaba T, Omote S, et al. Risk factors for perforation and delayed bleeding associated with endoscopic submucosal dissection for early gastric neoplasms：analysis of 1123 lesions. J Gastroenterol Hepatol, 2012, 27 (5)：907-912.

［11］Bialek A, Wiechowska-Kozlowska A, Pertkiewicz J, et al. Endoscopic submucosal dissection for the treatment of neoplastic lesions in the gastrointestinal tract. World J Gastroenterol, 2013,

19（12）：1953-1961.

［12］ Jeon WJ, You IY, Chae HB, et al. A new technique for gastric endoscopic submucosal dissection：peroral traction-assisted endoscopic submucosal dissection. Gastrointest Endosc, 2009, 69（1）：29-33.

［13］ Oyama T. Counter traction makes endoscopic submucosal dissection easier. Clin Endosc, 2012, 45（4）：375-378.

［14］ Ota M, Nakamura T, Hayashi K, et al. Usefulness of clip traction in the early phase of esophageal endoscopic submucosal dissection. Dig Endosc, 2012, 24（5）：315-318.

［15］ Koike Y, Hirasawa D, Fujita N, et al. Usefulness of the thread-traction method in esophageal endoscopic submucosal dissection：randomized controlled trial. Dig Endosc, 2015, 27（3）：303-309.

［16］ 谢霞. 带线钛夹牵引在食道病变及胃异位胰腺内镜黏膜下剥离术中的应用［D］. 重庆：第三军医大学，2017：19-69.

［17］ 谢小妹. 改良 ESD 与经典 ESD 在治疗早期食管癌及癌前病变中的手术效率对比［D］. 甘肃：兰州大学，2018：8-11.

［18］ Miura Y, Shinozaki S, Hayashi Y, et al. Duodenal endoscopic submucosal dissection is feasible using the pocket-creation method. Endoscopy 2017；49：8-14. DOI：10.1055/s-0042-116315.

［19］ 梁玮，徐丽霞，邓万银，等. 滑轮牵引辅助内镜黏膜下剥离术治疗食管早癌的初步应用. 中华消化内镜杂志，2015，32（6）：404-406.

［20］ Li CH, Chen PJ, Chu HC, et a1. Endoscopic submucosal dissection with the pulley method for early-stage gastric cancer（with video）. Gastrointest Endosc, 2011, 73（1）：163-167.

［21］ 肖君，韩树堂，李惠，等. 圈套器牵引法辅助内镜黏膜下剥离术治疗消化道平坦型病变的价值探讨. 中华消化内镜杂志，2016，33（4）：248-250.

［22］ Lee SH1, Gromski MA, Derevianko A, et al. Efficacy of a prototype endoscope with two deflecting working channels for endoscopic submucosal dissection：a prospective, comparative, ex vivo study. Gastrointest Endosc., 2010, 72（1）：155-160.

［23］ Neuhaus H1, Costamagna G, Devière J, et al. Endoscopic submucosal dissection（ESD）of early neoplastic gastric lesions using a new double-channel endoscope（the "R-scope"）. Endoscopy, 2006, 38（10）：1016-1023.

［24］ 刘青青，于红刚. 上消化道内镜黏膜下剥离术牵拉技术的应用. 中华消化内镜杂志，2016，33（9）：649-651.

［25］ Chung H, Dhumane P, Liu KH, et al. Endoscopic submucosal dissection with a novel traction method using a steerable grasper：a feasibility study in a porcine model. Surg Innov, 2014, 21（1）：5-10.

［26］ Hirota M, Kato M, Yamasaki M, et al. A novel endoscopic submucosal dissection technique with robust and adjustable tissue traction. Endoscopy, 2014, 46（6）：499-502.

［27］ Motohashi O, Nishimura K, Nakayama N, et al. Endoscopic submucosal dissection（two-point fixed ESD) for early esophageal cancer. Dig Endosc, 2009, 21 (3): 176-179.

［28］ 胡娜，朱晓佳，杨力. 体外牵引技术在内镜切除术中的应用进展. 临床消化病杂志，2017, 29 (1): 55-57.

［29］ Aihara H, Ryou M, Kumar N, et al. A novel magnetic countertraction device for endoscopic submucosal dissection significantly reduces procedure time and minimizes technical difficulty. Endoscopy, 2014, 46: 422-425.

［30］ Matsuzaki I, Hattori M, Hirose K, et al. Magnetic anchor-guided endoscopic submucosal dissection for gastric lesions (with video). Gastrointestinal Endoscopy, 2018, 87 (6): 1576-1580.

［31］ Matsuzaki I, Miyahara R, Hirooka Y, et al. Simplified magnetic anchor-guided endoscopic submucosal dissection in dogs (with videos). Gastrointest Endosc., 2014, 80 (4): 712-716.

第三章　胃部病变 ESD 辅助牵引技巧

ESD 作为一种治疗早期胃肿瘤的标准术式最早在日本确立，目前已在全球广泛开展，它的优点是创伤小、恢复快、费用低，对患者生活质量影响小，治疗效果好，但 ESD 也有很多并发症，例如出血、穿孔等，而且需要操作者达到熟练的技术水平。为了减小并发症、提高手术效率，不断有各种基于重力、磁力、机械牵拉力、弹力等不同力量的内镜下辅助 ESD 的牵引方法被开发，目前已有很多 ESD 辅助牵引技术用于胃病变剥离术，这些方法可改善手术视野，对有效且安全剥离是非常重要的，特别是对一些不能很好暴露视野的困难位置（如胃底贲门部、胃体小弯和上部大弯）、大面积病变以及存在瘢痕粘连病变时，这些牵引技术发挥了很好的作用。

一、双内镜牵引技术

双内镜牵引技术可以用于胃 ESD。此法是指将 2 个内镜同时插进消化道，其中一个内镜起到病变牵引作用，另一个作为主操作镜进行病变切除（图 4-3-1）。研究表明双内镜牵引法的优势在于其中一个内镜提供的牵引力方向可控，对于困难位置及合并溃疡性瘢痕的早期胃癌均安全有效，且可缩短 ESD 操作时间。不足之处在于需要 2 个光源、2 名以上内镜操作者及助手，且 2 条内镜可能影响主操作镜的操作，反转后两个内镜远端相互影响，使用该方法很难切除贲门附近的病变，不适用于贲门等解剖狭窄及双内镜不能有效操作部位的病变。

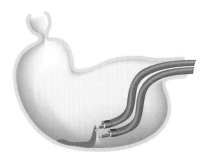

图 4-3-1　双内镜牵引术辅助 ESD

二、夹线牵引技术

此方法是目前应用最为广泛的方法之一，原理简单，可操作性好，材料容易获得，丝线、尼龙线、牙线均可充当拉线材料，可以用于胃 ESD 的辅助牵引。具体实施方法和技巧：

（一）病灶标记　术前使用 NBI 或者喷洒靛胭脂染色明确病灶边界后，用切开刀在病灶边缘环周进行标记。

（二）黏膜下注射　于病灶标记点外黏膜下注射配置的相应溶液，多点黏膜下注射，直至局部黏膜隆起满意。

（三）环周切开　沿标记点外环行切开黏膜至黏膜下层。

（四）制作带线止血夹　在环周黏膜下切开后，制作止血夹丝线（用一根尼龙丝线或牙线系在金属夹双侧夹臂之间）。

（五）固定止血夹　通过内镜治疗通道将止血夹固定夹闭在已切开边缘的口侧病灶上（图4-3-2）。

（六）剥离　轻拉丝线用于保持适度张力，使得病灶被充分拎起后进行黏膜下层剥离，切除的标本随牙线牵拉取出。

（七）标本处理　完全展开并测量标本大小，固定后标本送病理，以确定病变性质及底边切缘有无瘤细胞残留。

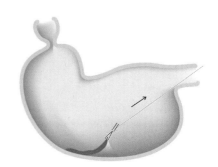

图4-3-2　夹线牵引技术

在胃ESD中，因为胃的操作空间很大，胃的肌层比食管和结肠更厚，所以基本的牵引技术如重力牵引和内镜帽牵引能提供一定的牵引作用。当病灶主要位于胃的中上1/3处时，可有选择性地使用夹线牵引技术，夹线牵引可在剥离面提供牵引力，牵拉病灶的肛侧，将其肛侧向口侧牵拉，翻转黏膜；当病灶位于胃的下1/3处时，牵拉病灶的口侧，夹线牵引可在剥离面提供牵引力。但是，由于夹线牵引的方向仅在口腔一侧，可能会限制位于贲门附近病变的剥离，因为当病变位于贲门时，操作空间很小。此技术的不足之处还有其牵引方向有限，难以向病变的对侧（肛侧）方向施力。

三、滑轮牵引技术

滑轮牵引技术即对带线止血夹辅助ESD技术的改进，可以实现胃部ESD的反向牵引，特点是：在第1个止血夹的对侧黏膜壁上固定另一个止血夹，将结扎于第1个止血夹的丝线从此处绕过，产生类似"滑轮组"效应，以期获得肛侧方向拉力（图4-3-3）。

具体操作步骤参见第三篇第二章第二节。

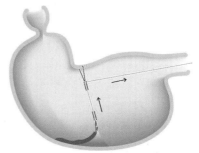

图4-3-3　滑轮法辅助ESD示意图

对于胃的病变采用滑轮牵引法的 ESD 均能获得良好效果，可完整切除病变，且术后出血穿孔等并发症少见，滑轮技术对治疗范围较大的病灶也具有其独特的优势，但也有研究报道因贲门、幽门等部位空间有限，放置滑轮牵引装置有一定困难，不适合该方法。

另外也有报道一种更直接的止血夹丝线联合牵引技术，即将第 2 枚止血夹与丝线同时固定于对侧黏膜上，使剥离组织产生来自对侧的张力（图 4-3-4）。但是此种方法也存在不足：一是丝线本身只能提供定向拉力；二是丝线本身没有收缩性，随着剥离面的加大，丝线的张力会减小，其拉力作用也会随之减弱或消失。

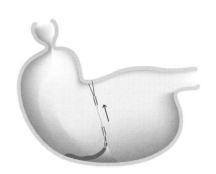

图 4-3-4 对侧丝线牵引法

四、体内牵引技术

体内牵引技术简便、安全、无创，可在消化道任何病变位置使用，有助于更好地暴露术野，加快切除速度。

（一）止血夹弹力圈联合牵引技术 止血夹弹力圈联合牵引技术为一种体内牵引技术，利用与止血夹相连弹力圈产生弹力进行牵引，相对于拉线而言，弹力圈依靠自身的延伸在体内提供作用力。此牵引技术不受解剖位置和消化道管腔大小的限制，适用于 ESD 手术操作困难位置。弹力圈所使用的材质比较方便，如食管静脉曲线套扎器的 O 形圈、外科无菌手套等橡皮圈或者乳胶圈，其在体内性质稳定，不会产生过敏反应。

具体实施方法和技巧参见第三篇第二章第一节。

实操过程中，关键在于制作止血夹弹力圈：在体外以 3.0 丝线将医用弹力圈扎于止血夹一侧臂上，而后与止血夹一起收纳于释放器鞘内（图 4-3-5）。注意固定止血夹的方法，即在体内完成预分离黏膜后，将止血夹固定于病灶边缘，第 2 个止血夹侧臂穿过弹力圈固定于病灶对侧边缘（图 4-3-6、图 4-3-7）。此后可进行剥离，病灶表层黏膜遂因弹力作用外翻，暴露视野（图 4-3-8），进行黏膜下层剥离。手术完成后，辅助器械连标本回收。

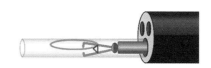

图 4-3-5 止血夹和弹力圈在体外收纳于释放器鞘内

操作过程中，因考虑到弹力圈要预收纳于鞘内以及后期操作，此圈折叠和展开后的理想半径分别为2mm和5mm，另外，为了与手术背景产生对比，结扎所用的丝线用红色丝线。

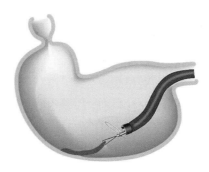

图4-3-6　附有弹力圈的首枚止血夹夹闭于预分离黏膜上

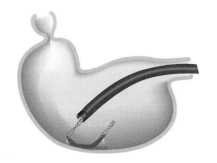

图4-3-7　第2个止血夹穿过弹力圈固定于对侧分离黏膜

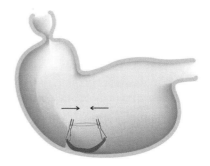

图4-3-8　2个止血夹依靠弹力作用翻起黏膜，暴露视野

（二）S-O夹牵引技术　2009年两位日本学者Sakamoto和Osada以弹簧、金属夹和尼龙圈为基础设计出另一种体内牵引技术，在胃内各个部位使用都很方便且有效，该法以两人名字的首字母命名为S-O金属夹牵引技术。该方法由金属夹弹力圈联合牵引法衍变而来，以弹簧替代弹力圈，以求获得更大的伸缩性，对病变较大的胃早期肿瘤实施ESD切除（图4-3-9、图4-3-10）。本装置中的弹簧长度为7mm，宽度为1.8mm，1g以上的力可使弹簧产生形变，最大伸展长度为10倍，最大可承拉力为20g。完成黏膜剥离后，用内镜剪剪开尼龙圈，随标本取出。但操作中要注意，S-O夹可能会干扰内镜观察，尤其是在翻转位置。应慎重选择金属夹固定部位，以避免在ESD需要翻转内镜时产生干扰。

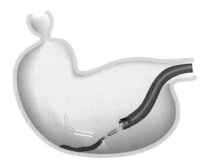 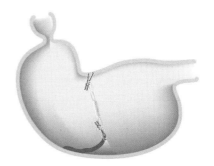

图 4-3-9　S-O 金属夹牵引器的首枚金属夹夹闭于预分离黏膜上　　图 4-3-10　S-O 金属夹牵引器的另一枚金属夹夹闭于对侧胃壁上

五、钳牵引技术

目前已经有报道几种组织钳钳夹牵引技术，都是通过不同路径将组织钳伸进胃腔内，在完成四周预切开后，应用组织钳将需要剥离的黏膜夹紧并提起牵拉，充分暴露需要剥离的黏膜下层，组织钳起到操作者的另一只"辅助手"的作用，将需要剥离的病变黏膜层提起。

（一）附通道钳夹牵引技术　用单通道内镜时，可在内镜镜身固定一个外套管，将设计好的一套可控制方向的组织钳伸进外套管内，随内镜镜身进入胃腔内，在 ESD 操作过程中，将组织钳伸出套管，夹住所需剥离的病变黏膜端，在治疗过程中根据需要，此装置可调节组织钳抓器的方向（图 4-3-11）。虽然此装置相对带线钛夹复杂，术中对内镜操作存在一定干扰，但此方法不但可以通过牵拉，而且可以通过改变抓取钳方向改变牵拉方向。

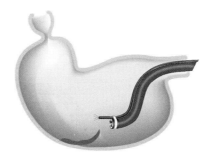

图 4-3-11　采用自制鞘将钳身固定于镜身上，通常为镜下视野 12 点位

（二）双通道内镜牵引技术　采用双通道内镜，可通过其中一活检孔道送入组织钳实施牵拉，另一孔道送入电刀实施剥离操作（图 4-3-12），无须更换器械，缩短操作时间。在 ESD 治疗过程中，通过组织钳将需要剥离的黏膜层钳紧并提起，形成一种牵拉的力量。应用使较大面积病变 ESD 治疗变得更加容易，减少出血、穿孔等并发症的发生。

目前已设计出专业内镜如 R-scope（日本 Olympus 公司，XGIF-2TQ240R）满足了这一需求，两个腔道内器械在把手和抬举器控制下可分别做纵向及横向运动，另外镜身还具有多层折叠功能，极大地方便了手术操作。不足之处是其镜身较粗（14.3mm），不适合处理一些需大幅度反转镜身及空间有限处的病变，如幽门或贲门部位的病变。

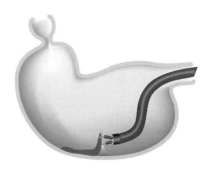

图 4-3-12　双活检通道内镜可在一条内镜下进行牵拉和手术操作

（三）外钳法牵引技术　外钳法牵引技术是从活检孔道送入异物钳（夹持钳），夹住内镜外的另一把用于牵引的异物钳（外持钳）的头端，带入消化道内病变部位，操控夹持钳调整外持钳，夹持住需要牵引的病变黏膜边缘（图 4-3-13），进行辅助牵引，然后撤收夹持钳，更换手术器械，可使黏膜下层暴

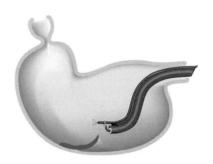

图 4-3-13　外钳法牵引技术示意图

露得更清楚，从而有利于直视下进行黏膜剥离，有效辅助 ESD，以提高手术效率和安全性。优点在于可以单人操作，不需要助手，而且可以随时调整夹持的部位和方向，适用于除位于贲门和胃体上部小弯或后壁外的胃部病变。该方法适用于大部分胃体胃窦病变的 ESD 治疗，对贲门及胃体上部小弯和后壁的病变应用有限，尤其在剥离食管贲门交界处病变时，要小心损伤黏膜。

钳牵引技术作为一种体外牵引技术优势在于：①可对靶组织实施"拉""推""挑"以及"旋转"等多种动作，达到最佳牵引效果；②可反复钳夹组织及更换牵拉点；③可直视下对胃内任何部位肿瘤病变进行安全有效牵引；④有利于较大病变的整块切除；⑤撤收方便，并可帮助回收手术标本。

六、经皮牵引术

经皮牵引术是目前只在胃内 ESD 使用的牵引技术，采用经皮经胃置入牵拉钳或者圈套器的方法（图 4-3-14）。这种方法可以在直视下对胃内任何部位肿瘤病变进行安全有效牵引，有利于较大病变（平均直径 50mm）的整块切除，比较适合于胃体胃窦后壁、大弯的病变。不足之处是需要助手帮助控制牵引器，手术准备时间长且创伤较大，增加了手术风险，临床应用大大受限。

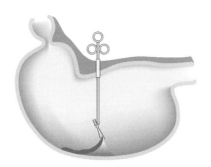

图 4-3-14　体外经皮经胃法牵拉术示意图

七、磁锚引导牵引技术

磁锚引导下 ESD（magnetic anchor-guided ESD，MAG-ESD）可以实现不受内镜影响的动态辅助牵引效果，被认为更具应用前景的辅助牵引技术，可方便用于胃各个部位的 ESD。在整个过程中，先将一个小磁铁用止血夹送入体内并固定在病变边缘，再利用体外的永磁铁或电磁控制系统实现 ESD 辅助牵引（图 4-3-15），可通过改变体外磁铁的位置实时调整牵拉方向，避免了对患者体位改变的需求。根据剥离的需要灵活地调整牵引方向和牵引力大小，实现"体外遥控"动态多方向牵引，这是目前其他牵引方法没有的优势，可有效改善手术视野，缩短手术时间，降低不良事件发生率。通过这种方法可以辅助 ESD 安全、高效地完成。已有研究证实了 MAG-ESD 的可行性和安全性，但 MAG-ESD 最大的缺点是磁力发生控制系统巨大笨重，迫切需要小型化，另外，产生的磁力随人体脂肪厚度增加以指数方式衰减。

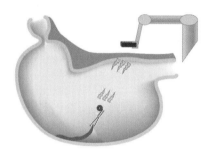

图 4-3-15　使用磁力锚牵引技术示意图

　　总之，胃内每种牵引方法都各有利弊，在临床实践中，应充分考虑适应证，根据病变在胃内的具体位置，选择理想的牵引方法，同时也期待有更简单、经济、方便、有效的牵引技术的出现，从而能更安全、高效、高质量地完成胃早期肿瘤的 ESD。

（吕成倩）

参 考 文 献

［1］Wani S, Drahos J, Cook M B, et al. Comparison of endoscopic therapies and surgical resection in patients with early esophageal cancer: a population-based study. Gastrointestinal Endoscopy, 2014, 79（2）: 224-232.

［2］Tsuji Y, Fujishiro M, Kodashima S, et al. Desirable training of endoscopic submucosal dissection: Further spread worldwide. Ann Transl Med, 2014, 2（3）: 27.

［3］Yoshida, Masao, Takizawa, et al. Efficacy of endoscopic submucosal dissection with dental floss clip traction for gastric epithelial neoplasia: a pilot study（with video）. Surgical Endoscopy, 2016, 30（7）: 3100-3106.

［4］Yuqi He, Kuangi Fu, Joseph Leung, et al. Traction with dental floss and endoscopic clip improves trainee success in performing gastric endoscopic submucosal dissection（ESD）: a live porcine study（with video）. Surgical Endoscopy, 2016, 30（7）: 3138-3144.

［5］Jin P, Yu Y, Fu KI, et al. A new traction method with use of the snare as a "second hand" during endoscopic submucosal dissection. Endoscopy, 2015, 47（S 01）: E286-E287.

[6] Yoshida N, Doyama H, Ota R. The, et al. The clip-and-snare method with a pre-looping technique during gastric endoscopic submucosal dissection. Endoscopy, 2014, 46（S 01）: E611-E612.

[7] Imaeda H, Hosoe N, Ida Y, et al. Novel technique of endoscopic submucosal dissection using an external grasping forceps for superficial gastric neoplasia. Digestive Endoscopy, 2009, 21（2）: 122-127.

[8] Matsumoto K, Nagahara A, Sakamoto N, et al. A new traction device for facilitating endoscopic submucosal, dissection（ESD）for early gastric cancer: the "medical ring". Endoscopy, 2011, 43（S 02）: E67-E68.

[9] Naoto Sakamoto, Taro Osada, Tomoyoshi Shibuya, et al. Endoscopic submucosal dissection of large colorectal tumors by using a novel spring-action S-O clip for traction（with video）. Gastrointestinal Endoscopy, 2009, 69（7）: 1370-1374.

[10] Ryan, M. B, Ryou, et al. A novel magnetic countertraction device for endoscopic submucosal dissection significantly reduces procedure time and minimizes technical difficulty. Endoscopy, 2014, 46（5）: 422-425.

[11] Imaeda H, Iwao Y, Ogata H, et al. A New Technique for Endoscopic Submucosal Dissection for Early Gastric Cancer using an External Grasping Forceps. Endoscopy, 2006, 38（10）: 1007-1010.

[12] Higuchi, Katsuhiko, Tanabe, et al. Double-endoscope endoscopic submucosal dissection for the treatment of early gastric cancer accompanied by an ulcer scar（with video）. Gastrointestinal Endoscopy, 2013, 78（2）: 266-273.

[13] Yonezawa, J, Kaise, M, Sumiyama, K, et al. A novel double-channel therapeutic endoscope（"R-scope"）facilitates endoscopic submucosal dissection of superficial gastric neoplasms. Endoscopy, 2006, 38（10）: 1011-1015.

[14] Ogata K, Yanai M, Kuriyama K, et al. Double Endoscopic Intraluminal Operation（DEILO）for Early Gastric Cancer: Outcome of Novel Procedure for Endoscopic Submucosal Dissection. Anticancer Research, 2017, 37（1）: 343-348.

[15] Yoshida M, Takizawa K, Suzuki S, et al. Conventional versus traction-assisted endoscopic submucosal dissection for gastric neoplasms: a multicenter, randomized controlled trial（with video）. Gastrointest Endosc, 2018, 87（5）: 1231-1240.

[16] Suzuki S, Gotoda T, Kobayashi Y, et al. Usefulness of a traction method using dental floss and a hemoclip for gastric endoscopic submucosal dissection: a propensity score matching analysis（with videos）. Gastrointest Endosc, 2016, 83（2）: 337-346.

[17] 吴文明，魏志，孙自勤. 内镜下黏膜剥离术相关辅助牵引技术研究进展. 中华胃肠外科杂志, 2016, 19: 112.

[18] 赵鑫，姚方. 内镜黏膜下剥离术的辅助牵引技巧. 中华消化内镜杂志, 2019, 36（8）: 541-547.

[19] Teoh A Y B, Chiu P W Y, So Fei Hon···. Ex vivo comparative study using the Endolifter? as a

traction device for enhancing submucosal visualization during endoscopic submucosal dissection. Surgical Endoscopy, 2013, 27 (4): 1422-1427.

[20] Gotoda T, Oda I, Tamakawa K, et al. Prospective clinical trial of magnetic-anchor-guided endoscopic submucosal dissection for large early gastric cancer (with videos). Gastrointestinal endoscopy, 2009, 69 (1): 10-15.

第四章 十二指肠病变 ESD 辅助牵引技巧

一、概述

ESD 手术时间长、存在穿孔出血等并发症的问题。对十二指肠的病变进行 ESD 治疗，难度和风险更大。十二指肠弯曲较大，肠壁较薄，毗邻胰胆管，位于腹膜后，穿孔后可能出现致命性感染，处理困难，风险大，操作难度大。为了避免 ESD 并发症的发生，要求手术操作者术中必须清晰地判断黏膜下层的层面及黏膜下层的血管，通过借助适当的牵引辅助技术可以很好地解决这一问题，有效改善手术视野，提高剥离效率，减少并发症的发生。目前研究发现有夹线牵引技术、磁珠牵引技术、附通道钳夹牵引技术及磁锚辅助牵引技术等方法适用于十二指肠病变的剥离。

二、夹线牵引技术

夹线牵引技术可以降低手术并发症，缩短手术时间，更好地暴露病变部位黏膜下层的血管，使手术视野清晰。此法是目前应用最广泛的方法之一，可应用于十二指肠手术，其原理较为简单，可操作性较高，材料易获得，此方法仅仅需要一根拉线和一个钛夹就可以完成牵引。丝线、尼龙线、牙线均可充当拉线（图 4-4-1、图 4-4-2），有关文献报道了对于使用夹线牵引辅助剥离病灶的病例，发现此方法可以缩短手术时间、提高手术视野、减少剥离过程中对固有肌层的损伤从而减少并发症的发生。

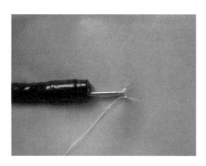

图 4-4-1 将尼龙线与止血夹连接组成夹线装置

具体实施方法和技巧参见第三篇第二章第一节。

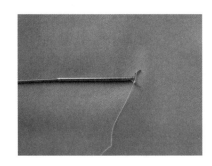

图 4-4-2　将尼龙线与止血夹连接组成夹线装置

夹线牵引辅助十二指肠病变 ESD 手术过程中通过牵拉丝线，就可以获得一个较好的牵引对抗，使黏膜下层充分暴露，同时可以使黏膜下层保持良好的可视性，减少剥离部位和切开刀之间的接触面积，术中可以清晰地观察到出血点及裸露的血管，便于对其进行电凝止血，减少术中出血、穿孔的概率，最终能保证清晰的手术视野，提高手术效率。

手术过程中应注意，助手在体外的牵拉力一定要适度，以免因牵拉力太大造成止血夹脱落，或导致切除的病变标本不完整，影响术后病理结果的判定。此外，牙线安装及反复牵引过程中易损伤组织黏膜，止血夹易脱落，需要退出内镜后再进行牙线装置的安装，造成手术费时、费力、费器械，而且夹线牵引提供的牵引力方向只能向口侧牵引。

三、双止血夹滑轮牵引技术

双止血夹滑轮牵引技术是针对夹线牵引技术辅助 ESD 技术的改进。主要方法是于病灶环周切开和部分剥离后，使止血钳手柄进入活检通道，止血钳头端安装第 1 个止血夹，将 3m 长的牙线固定在止血夹两臂中间交叉的空隙，把制好的直径约 1cm 的牙线圈串入 3cm 长的牙线并骑跨在一侧止血夹臂上后收回到透明帽中。利用内镜将该装置带入，轻轻抖动止血钳手柄，将牙线圈从一侧止血夹臂上滑落后，将第 1 个止血夹固定在食管口侧的病灶黏膜上。然后止血夹释放器安装第 2 个止血夹，并通过活检通道进入食管腔内。将第 2 个止血夹骑跨在牙线圈内并顺着肛侧移动，将第 2 个止血夹固定在十二指肠肛侧的病灶黏膜上。助手轻轻向外牵拉牙线，使得病灶口侧的黏膜下层充分暴露（图4-4-3）。而后进行黏膜剥离，最后将切除的标本随牙线牵拉取出，固定后标本病理送检。

滑轮技术对治疗范围较大的病灶具有其独特的优势，因此可用于十二指肠巨

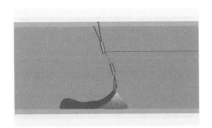

图 4-4-3　双止血夹滑轮牵引十二指肠病灶模式图

大病变的辅助牵引，术中剥离时可预先发现粗大裸露血管，并可直接对其使用电止血钳预防性电凝止血，微小出血点直接进行电凝止血，减少术中出血、迟发性出血等并发症。同时滑轮技术在夹线辅助牵引法的基础上，实现了牵引方向的改变，可以按照术者意愿更好地暴露手术视野。滑轮牵引时还可对病灶起到钝性分离的作用。剥离结束后，标本可直接由牙线牵拉出管腔，无须再次由圈套器取出，防止标本丢失，使 ESD 手术更加简单有效。

但是，滑轮操作时需注意牙线圈直径不宜过大，以直径 0.8～1.0cm 为宜；剥离时仍需间断进行黏膜下注射，增加黏膜隆起程度；助手牵引时需控制力度，避免力度过大导致止血夹脱落；止血夹的固定需较熟练的技术。

四、磁珠牵引技术

有相关报道将磁珠系统（包括一个磁珠重 1.5g，直径 10mm；附着两个丝线，分别为 20mm 和 10mm 长，可选择缝合线或牙线）应用于十二指肠 ESD 术中能有效提高内镜手术的安全性。在病灶被部分剥离后，准备进行牵引辅助时，将其中一个长 20mm 的丝线附于止血夹，回拉固定在内镜的内腔，这种长线的使用有助于避免磁珠对内镜视野的干扰，利用内镜的置入将磁珠系统送到病变周围，然后将磁珠的线用止血夹固定于部分切割的病灶边缘，对病灶提供有效的重力牵引（图 4-4-4），并且不损伤其他肠壁，因此，黏膜下层及切割线可以充分暴露，

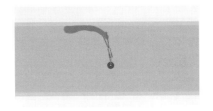

图 4-4-4　磁珠系统辅助牵引模式图

直至病灶全部切除并将病变取出，进行病理分析。

磁珠牵引技术有较大的优势，在相同或不同位置相应增加磁珠系统可以很容易地增加牵引力，达到连续牵引的效果；磁珠系统插装简单，无须专门训练；磁珠牵引技术成本较低，不需要昂贵的设备，也不需要巨大的器件。但磁珠发挥作用主要是重力牵引，且只有在相同位置添加额外的磁珠时，磁力才能发挥作用。

五、附通道钳夹牵引技术

可用于辅助十二指肠 ESD。目前研究出的适用于十二指肠 ESD 的钳夹装置为已经投入市场的 EndoLifter，该装置由一个可伸缩的夹钳组成，夹钳通过铰链连接到透明帽上，允许同时夹取、回拉和提起黏膜。透明帽的直径为 13.85mm，可以安装在 9.8mm 内镜的顶端。当内镜靠近病变组织时，首先将可伸缩夹钳伸至十二指肠腔，然后钳夹住需要牵引的病变边缘黏膜，回拉夹钳提起黏膜，清晰暴露出黏膜下层（图 4-4-5~图 4-4-7）。最后按 ESD 流程继续剥离切除病变即可。

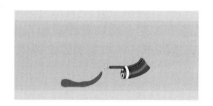

图 4-4-5　EndoLifter 附着在内镜末端，将可伸缩的夹钳延伸至目标病灶

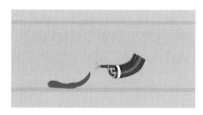

图 4-4-6　打开夹钳钳夹组织并将其伸至目标黏膜处

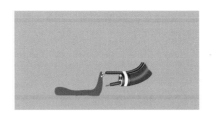

图 4-4-7 用夹钳夹取组织，回拉夹钳抬起黏膜，暴露黏膜下层，进行切割

六、S-O 夹牵引技术

有关研究报道将长 5mm、宽 1.8mm 的弹簧一端连接止血夹，另一端连接尼龙圈制成的 S-O 金属夹装置可用于十二指肠 ESD 的辅助牵引。十二指肠病灶部分切割后，将 S-O 金属夹通过内镜送入十二指肠，使用止血夹将 S-O 金属夹夹附于需要牵引的剥离黏膜边缘（图 4-4-8），再使用另一个止血夹钩住附着在病变部位的 S-O 金属夹的尼龙环，并将尼龙环固定到病变对侧的肠壁上（图 4-4-9）。由

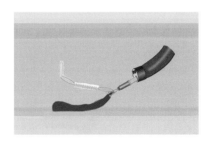

图 4-4-8 S-O 金属夹辅助牵拉十二指肠病灶模式图

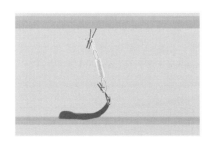

图 4-4-9 S-O 金属夹辅助牵拉十二指肠病灶模式图

装置施加在已经切开的病灶边缘上的牵引力使得黏膜下层切割线在内镜下清晰可见，可以安全快速地剥离。在病变完整剥离后，将 S-O 夹从肠壁上分离并与标本一起取出体外，固定标本送检。

（王　雪　张学彦）

参 考 文 献

［1］刘云祥，黄留业. 实用消化内镜治疗学. 第 2 版. 北京：人民卫生出版社，2002.

［2］周平红，徐美东，陈巍峰，等. 内镜黏膜下剥离术治疗直肠病变. 中华消化内镜杂志，2007，24：4-7.

［3］Faller J，Jacques J，Oung B，et al. Endoscopic submucosal dissection with double clip and rubber band traction for residual or locally recurrent colonic lesions after previous endoscopic mucosal resection. Endoscopy，2020，7：10. 1055/a-1104-5210.

［4］Kato M，Sasaki M，Mizutani M，et al. Predictors of technical difficulty with duodenal ESD. Endosc Int Open，2019，7：1755-1760.

［5］Oyama T. Counter traction makes endoscopic submucosal dissection easier. Clinical endoscopy，2012，45（4）：375-378.

［6］Ota M，Nakamura T，Hayashi K，et al. Usefulness of clip traction in the early phase of esophageal endoscopic submucosal dissection. Digestive endoscopy：official journal of the Japan Gastroenterological Endoscopy Society，2012，24（5）：315-318.

［7］Shichijo S，Takeuchi Y，Matsuno K，et al. Pulley Traction-Assisted Colonic Endoscopic Submucosal Dissection：A Retrospective Case Series. Digestive Diseases（Basel，Switzerland），2019，37（6）：473-477.

［8］Koike Y，Hirasawa D，Fujita N，et al. Usefulness of the thread-traction method in esophageal endoscopic submucosal dissection：randomized controlled trial. Dig Endosc，2015，3（3）：303-309.

［9］Ye L，Yuan X，Pang M，et al. Magnetic bead-assisted endoscopic submucosal dissection：a gravity-based traction method for treating large superficial colorectal tumors. Surgical endoscopy，2019，33（6）：2034-2041.

［10］Sato-Uemura R，Christiano-Sakai M，Duarte-Jordão R，et al. Endolifter，a new tool for safe and rapid submucosal endoscopic dissection. Revista de Gastroenterología de México，2014，79（3）：161-165.

［11］Abiko S，Yoshikawa A，Harada K，et al. Usefulness of a clutch cutter combined with an S-O clip in improving stability when opening the pocket in the pocket-creation method. Endoscopy，2019，25：10. 1055/a-1024-3566.

［12］Modified attachment method using an S-O clip for gastric endoscopic submucosal dissection. Null，2019，4（4）：151-153.

［13］Sakamoto N，Osada T，Shibuya T，et al. The facilitation of a new traction device（S-O clip）assisting endoscopic submucosal dissection for superficial colorectal neoplasms. Endoscopy，2008，9：94-95.

第五章　结直肠病变 ESD 辅助牵引技巧

结直肠的 ESD 技术难度较大，一方面是由于结肠的解剖学特征决定，例如肠壁薄、蠕动多、皱襞成角以及肠腔操作空间较小等；另一方面随着剥离的进行，病灶逐步回缩，已剥离的病灶边缘容易内翻，造成手术视野不清，增加操作难度。特别是对于 ESD 操作经验尚不丰富的初学者在操作过程中往往不得不放弃而改行 EMR 分次切除。如何在术中取得良好手术视野，是实现安全、精确切割和剥离的关键。这一方面需要掌握不同结直肠部位的 ESD 操作技巧；另一方面需要运用一些辅助技术，如内镜辅助牵引技术。牵引技巧的使用能够使得 ESD 过程中黏膜下层视野更清晰，这使肠道 ESD 变得相对简单，从而使 ESD 技术更多地应用于结直肠早癌的切除。尽管在直肠中各种牵引技术操作起来较为简单，但因再次置入内镜较为困难以及难以调整牵拉方向等原因，上段结肠 ESD 操作起来依然有一定难度。因此，实际操作过程中确定病变位于直肠还是上段结肠，从而选取不同的牵引方法很重要。下面将简单介绍目前在结直肠 ESD 中使用的一些辅助牵引方法。

一、体位调整牵引技术

体位调整牵引技术是得到对抗牵引的最简单方法，如果一个病变位于消化道黏液湖积存部位，黏液湖明显影响手术视野，这时通过改变体位使黏液湖位于病变下方，病变的重量及黏膜下层注射的液体因为重力作用使病变悬吊在肠道壁上，重力就起到牵拉力的作用，使黏膜下层暴露得更充分，手术视野更清晰，使 ESD 变得更容易。如对直肠左侧病变进行 ESD 时，建议患者行右侧卧位，因为左侧属于最低位，粪水易集聚于左侧，不利于暴露手术视野。因此，在 ESD 过程中我们可以通过有效的体位改变获得良好的手术视野。

二、S-O 夹牵引技术

S-O 夹辅助 ESD 有几个优点：使用方便，可以在结肠任何位置使用，而无许取出内镜；S-O 夹是独立的，与结肠镜之间的操作互不干扰；这种技术不需要任何额外的体外系统或额外的内镜。S-O 夹的设计，将一个金属夹子固定在一个长度为 5mm、宽度为 1.8mm 的弹簧末端，然后在弹簧的另一端连接到一个尼龙环。S-O 夹可以通过结肠镜的活检孔道。此方法能应用于所有部位结肠 ESD。

具体操作步骤见第三篇第一章第五节 S-O 夹牵引技术。

结肠具有肠壁薄、蠕动多、皱襞成角以及肠腔操作空间较小的特征，进行结肠 ESD 操作时，当黏膜下层的切割线不清晰、对病灶范围缺乏完全掌控时，会导致穿孔等严重的并发症。S-O 夹适用于所有大肠病变，包括位于右半结肠的病变。对于较大的结直肠病变，ESD 需要比胃 ESD 更长的手术时间。除了结直肠的固有特征和内容物外，结直肠 ESD 手术时间长会增加穿孔和腹膜炎的风险。使用 S-O 夹能缩短手术时间，对于克服这个缺点是很有价值的。

三、环线反牵引技术

环线反牵引技术是一种简单、有效、成本低的内牵引方法，相较于 S-O 夹，它无须特殊器械，同时随着黏膜下层的剥离，可以通过追加止血夹及环形线圈，获得更大的牵引力。此方法能应用于所有部位结肠 ESD。

具体操作方法见第三篇第一章第四节"线环牵引技术"。

四、止血夹组合制锚牵引技术

止血夹组合制锚牵引技术，又称夹扣法（clip-on-clip traction method，CCTM），此方法能充分暴露黏膜下层，使结直肠 ESD 可以安全地进行，CCTM 操作简单，即使在乙状结肠或直乙交接等狭窄的肠道，也能安全地应用于有效的牵引。此方法能应用于所有部位结肠 ESD。

具体操作方法见第三篇第一章第六节"止血夹组合制锚牵引技术"。

研究表明内镜医师可以通过内牵引力量使黏膜下层剥离获得足够的牵引力。如弹簧 S-O-钛夹系统、环线反牵引法、夹扣法等，能应用于所有部位结肠 ESD。部分内牵引方法不需要反复进镜，仅仅通过钛夹结合弹簧和尼龙环、钛夹结合丝线、钛夹结合钛夹就可以完成牵引，此牵引系统是独立的、非侵入性的。

五、夹线牵引技术

夹线牵引技术不仅仅适用于上消化道的 ESD，对结肠的 ESD 也是有效的。

具体操作方法见第三篇第二章第一节"夹线牵引技术"。

夹线牵引技术辅助剥离是一个有效的方法，此方法最开始用于胃的黏膜剥离，后来逐渐应用到食管、结肠及十二指肠病变的剥离。此方法可以使手术视野更清晰，减少出血及穿孔的风险，缩短手术时间。但是此方法仅仅只能通过牵拉获得牵引力，牵引方向有限；另外，由于需要退出内镜后再进行牙线装置的安装，可能造成费时、费力。

六、双止血夹滑轮牵引技术

单枚带线钛夹的牵引方向是有限的，滑轮方法就可以解决这一问题，先将第

1个带线钛夹夹住病变的肛侧黏膜下层，再将第2个钛夹跨过第1个带线钛夹的丝线固定于病变的对侧，这样第2个钛夹就起到了滑轮的作用。

具体操作方法见第三篇第二章第二节"滑轮牵引技术"。下图是双止血夹滑轮牵引技术在1例直肠早癌中的具体应用（图4-5-1）。

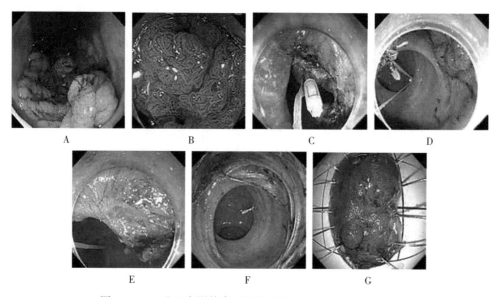

图4-5-1　双止血夹滑轮牵引法辅助直肠早癌ESD手术过程

A. 低位直肠2.8cm×3.8 cm肿物侵及肛缘；B. 放大染色检查提示pit pattern Ⅳ型，Sano 分型见Ⅲ A型毛细血管；C. 病灶肛侧切开后提示黏膜下层重度纤维化，带线钛夹固定于病灶肛缘；D. 钛夹固定牙线于病灶对侧肠壁，形成滑轮组结构；E. 牵拉后黏膜下层暴露良好；F. 术后创面；G. 术后标本［引自：王洪波，刘苗，徐明垚，等. 牙线牵引辅助技术在内镜黏膜下剥离早期直肠癌及癌前病变中的应用研究. 中国内镜杂志，2018，24（6）：71-77.］

滑轮牵引技术对治疗范围较大的病灶具有其独特的优势：术中剥离时可预先发现粗大裸露血管，并可直接对其使用电止血钳预防性电凝止血治疗，微小出血点直接进行电凝凝固止血，减少术中出血、迟发性出血等并发症；可以更好地暴露手术视野；剥离时配合副送水的使用，黏膜下层显示得更清晰，更容易判断及分辨剥离深度，从而减少穿孔等并发症；滑轮牵引时对病灶起到钝性分离的作用，剥离结束后，标本可直接由牙线牵拉出肠腔，无须再次由圈套取出。但是，因为结肠镜必须退出才能安装牙线装置，使得此方法在近端结肠的应用中受到一定限制。

七、新型带线钛夹牵引技术

带线钛夹牵引技术是一种具有简单、安全、非侵入性等优点的牵引方法，但它在结肠 ESD 的应用中受到一定限制，因为结肠镜必须退出才能安装牙线装置。为了促进 ESD 的发展和广泛应用，需要一种简单安全的牵引方法。因此，Yasushi Yamasaki 等设计了新型带线钛夹牵引方法，即通过夹子和线的牵引辅助结肠 ESD，不需要退出和重新插入结肠镜。

具体操作步骤如下。

1. 使用结肠镜和透明帽进行 ESD，在插入结肠镜之前，用止血钳抓住牙线末端，将直径为 0.2mm、长度为 3m 的牙线插入附件孔道中，并通过附件通道将其拉起，然后将牙线的两端在结肠镜外绑在一起。

2. 线建立后，插入结肠镜，开始实际操作。完成黏膜下层注射后，在病变的肛侧切开黏膜。

3. 在结肠镜的附件孔处将环形牙线剪断，将带止血夹和线缩回附件孔道，在这个阶段，重要的是不要完全打开止血夹。止血夹在结肠中完全打开，用于抓住标本的肛门侧，然后用手轻轻拉动线，从而更好地暴露病变黏膜下层。

新型带线钛夹牵引法不需要退出和重新插入结肠镜，只需几分钟，就可以获得一个较好的牵引对抗，使黏膜下层充分暴露，而且术中还可以清晰地观察出血点及裸露的血管，便于进行电凝止血，减少术中出血的概率，最终保证清晰的手术视野，使结直肠 ESD 的手术效率明显提高。

在手术过程中应注意，助手在体外的牵拉力一定要适度，以免牵拉力太大造成止血夹脱落，或导致切除的病变标本不完整，影响术后病理结果的判定。此外，牙线安装及反复牵引过程中易损伤组织黏膜，止血夹易脱落，造成费时、费力。

八、钛夹-圈套器牵引技术

圈套器牵引法不但可以牵拉病变也可以推动病变来辅 ESD。

具体操作方法见第三篇第二章第八节"圈套器辅助牵引技术"。

此方法通过圈套器钛夹独自完成，对内镜的干扰少。和带线钛夹相比，通过圈套器的推拉及旋转可以多个方向进行牵引，相对灵活，正面操作或翻转镜身操作都可以，也可以通过在病变边缘夹取多枚钛夹，从而达到多个方向的牵引。

九、外钳法牵引技术

外钳法牵引技术适用于直肠、乙状结肠远端等靠近肛门的远端结直肠病变，通过异物钳牵引后黏膜下层能得到充分暴露，易于剥离，且能及时发现、处理黏膜下血管，通过预处理血管，避免术中出血影响视野，从而有助于降低手术操作难度，减少手术时间。

具体操作方法：见第三篇第二章第四节"外钳法牵引技术"。

采用异物钳作为体外牵引工具的主要优点为：①异物钳可自由开合，钳夹组织小，夹取牵引部位精确；②异物钳具有适当的硬度，在内镜监视下可在体外自由调整牵引方向，不仅可进行"进""出"地移动牵引组织，还可以肛门为支点，进行小幅度"横向"移动牵引，从而达到更好的牵引效果；③当牵引位置不理想或者术中需要改变牵引位置时，可不必取出异物钳而直接在内镜监视下改变牵引位置，有助于缩短手术时间。但是此方法的缺点是操作复杂及受部位的影响较大，而且体外送入异物钳的过程中要注意避免损伤黏膜。

十、重物牵引技术

2005 年 Saito 等报道了应用重物牵引辅助结直肠癌 ESD，利用重力使已经分离的组织向剥离方向远端脱垂，从而充分暴露手术视野。

具体操作方法见第三篇第一章第二节"重物牵引技术"。

下图是重物牵引技术在结直肠 ESD 中的具体应用（图 4-5-2、图 4-5-3）。

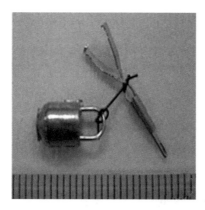

图 4-5-2　重物与金属夹相连

由重量为 1g 的重物通过尼龙绳与止血夹相连

重物牵引技术可以使 ESD 操作中更好地暴露黏膜下层，从而降低并发症的发生，通过改变患者的体位可以控制牵引的方向，手术完成后重物可与标本一同取出，故不会对患者造成影响。但是重物安装及重复进镜过程中易损伤组织黏膜，另外重复进镜可能造成费时、费力。

十一、双通道内镜牵引技术

应用双通道内镜，将组织钳通过这个双通道内镜其中一个通道伸进管腔

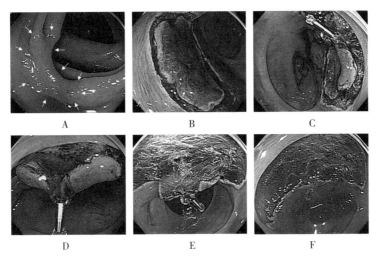

图 4-5-3　重物辅助 ESD

A. 染色明确病灶边界，箭头显示病变的边界；B. 环周切开，黏膜下层视野暴露不佳；C. 重物固定在病变黏膜上；D. 重物辅助提供牵引力；E. 更好地暴露病变黏膜下视野；F. 完整切除病变［引自：Yutaka Saito，Fabian Emura，Takahisa Matsuda，et al. A new sinker-assisted endoscopic submucosal dissection for colorectal cancer. Gastrointestinal endoscopy，2005，62（2）：297-301.］

内，另一个通道用于电刀进出，在 ESD 治疗过程中，通过组织钳将需要剥离的黏膜层钳紧并提起，形成一种牵拉的力量，使大面积 ESD 治疗变得更加容易，明显地缩短手术时间，由于是直视下操作还可减少手术穿孔等并发症的发生。

具体操作方法见第三篇第二章第十一节"双通道内镜牵引技术"。

此方法的优点就是仅需一个普通的紧握钳就可以辅助剥离，并且获得良好的牵引力，但此方法也有其局限性，因为双钳道镜比普通治疗内镜的直径及重量均要大，比较笨重，操作不灵活，不易钻入黏膜下层的下面，而且在操作过程中紧握钳通过内镜孔道送入，和内镜一起移动，很难控制牵引方向，所以目前此方法未普遍使用。

十二、磁锚引导牵引技术

磁锚引导下 ESD 可以实现不受内镜影响的动态辅助牵引效果，因此被认为是更具应用前景的辅助牵引技术。具体操作方法见第三篇第二章第七节"磁锚辅助牵引技术"。

磁锚引导下 ESD 通过改变体外磁铁的位置实时调整牵拉方向，避免了对患者体位改变的需求。根据剥离的需要灵活地调整牵引方向和牵引力大小，实现"体外遥控"动态多方向牵引，这是目前其他牵引方法没有的优势。缺点是对于腹壁较厚的肥胖患者，磁牵引作用会受影响；在反转内镜切除时磁铁容易粘在内镜上；在没有内镜退出或重新插入的情况下，无法将磁性锚栓传递到胃肠道。在今后的研究中，希望探索一种运送磁性锚或开发磁性锚栓的替代方法，提高困难ESD 的效率和安全性。

（何晴莹）

参 考 文 献

[1] 周巍，于红刚. 内镜隧道剥离术在结直肠病变中的临床应用. 中国内镜杂志，2018，24（9）：28-33.

[2] 谢霞. 带线钛夹牵引在食道病变及胃异位胰腺内镜黏膜下剥离术中的应用. 第三军医大学，2017.

[3] Ritsuno H., Sakamoto N., Osada T., et al. Prospective clinical trial of traction device-assisted endoscopic submucosal dissection of large superficial colorectal tumors using the S-O clip. Surgical Endoscopy, 2014, 28（11）：3143-3149.

[4] Mori H., Kobara H., Nishiyama N., et al. Novel effective and repeatedly available ring-thread counter traction for safer colorectal endoscopic submucosal dissection. Surgical Endoscopy, 2016, 31（7）：3040-3047.

[5] Nomura T., Kamei A., Sugimoto S., et al. Colorectal endoscopic submucosal dissection using a clip-on-clip traction method. Endoscopy, 2018, 50（8）：E197-E198.

[6] Hiroyuki Imaeda, Naoki Hosoe, Kazuhiro Kashiwagi, et al. Advanced endoscopic submucosal dissection with traction. World J Gastrointest Endosc, 2014, 6（7）：286-295.

[7] 王洪波，刘苗，徐明垚，等. 牙线牵引辅助技术在内镜黏膜下剥离早期直肠癌及癌前病变中的应用研究. 中国内镜杂志，2018，24（6）：71-77.

[8] Yamasaki Y., Takeuchi Y., Uedo N., et al. Traction-assisted colonic endoscopic submucosal dissection using clip and line：a feasibility study. Endoscopy International Open, 2016, 4（1）：E51-E55.

[9] Yamada S., Doyama H., Ota R., et al. Impact of the clip and snare method using the prelooping technique for colorectal endoscopic submucosal dissection. Endoscopy, 2016, 48（3）：281-285.

[10] 王芳军，高昳，赵可，等. 异物钳牵引辅助技术在远端肠道病变内镜黏膜下剥离术中的应用价值. 中华消化内镜杂志，2018，35（10）：750-752.

[11] Saito Y., Emura F., Matsuda T., et al. A new sinker-assisted endoscopic submucosal dissection for colorectal cancer. Gastrointestinal Endoscopy. 2005, 62（2）：297-301.

[12] Neuhaus H., Costamagna G., Devière J., et al. Endoscopic submucosal dissection（ESD）of

early neoplastic gastric lesions using a new double-channel endoscope（the "R-scope"）. Endoscopy，2006，38（10）：1016-1023.

［13］ Matsuzaki I.，Hattori M.，Yamauchi H.，et al. Magnetic anchor-guided endoscopic submucosal dissection for colorectal tumors. Surgical Endoscopy，2020，34（2）：1012-1018.

第五篇

ESD 的辅助牵引技术的护理配合

第一章　ESD 体内牵引技术的护理配合

第一节　ESD 的护理配合

一、用物准备

（一）内镜　采用带附送水的胃镜（Olympus GIF-Q260J），结肠镜（Olympus GIF-HQ290I）。

（二）治疗器械　注射针、KD-611LIT2-knife、KD-650LDual-knife、FD-410LR 电止血钳、KD-620LRHook-knife、HX-610-090 止血夹、Flex 圈套器、Cook 套扎器、南京微创可旋转止血夹（和谐夹）、透明帽（Olympus），所有器械应符合相关消毒灭菌要求，一次性物品应按有关规定处理，常用易损器械应有备用品。

（三）设备　爱尔博高频电刀、CO_2 治疗气泵、注水泵。

（四）药品　注射溶液为 1∶10000 肾上腺素生理盐水亚甲蓝混合液，酌情使用玻璃酸钠。

（五）物品　手术包（内含无菌手术服、无菌单、治疗碗、无菌手套、无菌纱布等）、注射器、负极板等。

二、护理方法

（一）术前护理

1. 一般护理　全面了解患者病史，认真阅读病历，主动与医师、患者沟通，了解病变部位、手术方式，以及有无麻醉药过敏史、高血压及严重心肺疾病史，体内有无金属植入物等，并了解有无手术禁忌证；心脏及大血管手术后长期服用抗凝剂者以及患有血液病、凝血功能障碍者，在凝血功能没有得到纠正前，严禁行 ESD 治疗。严格把握手术适应证、服用华法林等抗凝剂者需暂缓行 ESD。

2. 心理护理　与患者交谈，根据患者的具体情况耐心地给予心理指导，应用简单易懂的语言讲解 ESD 的流程，向患者讲解手术的目的、过程、方法及术后注意事项，消除其紧张情绪和恐惧心理，帮助患者树立治疗的信心，以最好的状态接受手术。

3. 术前常规准备　检查血常规、凝血因子、血型、心电图、胸部 X 线片等，明确是否有传染性疾病，手术协议书是否齐全。与患者、家属谈话沟通，术前

6 小时禁食、禁水。肠道病变患者应该在手术前 48 小时食用无渣半流质饮食，术日行肠道准备，服用复方聚乙二醇电解质，需排出清水样便；体质虚弱的患者术前进行静脉营养支持。

4. 术前给药　根据患者情况术前 30 分钟常规肌内注射阿托品针 0.5mg，以减少术中腺体分泌、减轻消化道平滑肌痉挛；予静脉留置针，保证静脉通道；术前帮助患者摘除义齿，检查并去除患者身上所有的金属及贵重物品，交家属保管；备好多功能监护仪、吸氧等用物。

（二）术中护理

1. ESD 前　护士应为患者连接心电监护仪，给予持续低流量吸氧，观察患者的血压、心率和血氧饱和度等，若发生异常情况，及时报告医师。

2. ESD 过程中　护士应详细掌握 ESD 的操作步骤：①标记；②黏膜下注射；③预切开；④剥离病灶；⑤创面处理。其间密切观察内镜图像，及时转换高频电刀的电凝电切设置，首次注射药液前将注射针管道里的空气排空，如操作需要二氧化碳气体，护士应立即打开 CO_2 气泵开关，及时关闭主机上的空气开关。整个 ESD 操作过程中，护士应熟悉操作的每个步骤，协助医师快速准确地送入电刀、调整器械（如调整 Hook 刀前端方向等），撤出器械时科学缠绕，避免体液飞溅。在 ESD 过程中，需要进行牵引辅助时，能准确领会术者意图，密切配合，操作准确，实现确实有效的辅助牵引，提高手术效率。术中严密观察患者的生命体征，及时吸出口腔内分泌物，以防窒息，保持呼吸道通畅。

3. 病变剥离完毕后　护士应将切除的病灶进行展平固定，用大头针固定在 1cm 厚塑料泡沫板上，同时观察其是否完整，测量标本大小，图像采集后浸泡于甲醛溶液送病理检查。术者再进镜观察手术部位是否有出血或穿孔，必要时进行电止血钳止血，或用止血夹夹毕创面，或用尼龙绳荷包缝合等。

4. ESD 结束后　护士用转运车将内镜送至洗消中心，一次性器械严格按要求毁型处理，尤其是注射针的针头剪断后弃至锐器盒内。

（三）术后护理

1. 苏醒护理　患者术毕置苏醒室待醒，氧气吸入 2~3 L/min，严密观察生命体征及神志，清醒后观察患者是否发生腹痛。如无特殊情况护送回病房，与病房护士严格交接。

2. 饮食护理　术后常规禁食 1~3 天，禁食期间做好口腔护理，经常漱口，保持口腔清洁湿润。如创面较大或切割较深，应禁食 3 天，遵医嘱予静脉补液营养支持，3 天后如无出血等并发症可进温凉流食，逐步过渡到无渣软食、半流食、普食，忌过饱、忌过热饮食，避免进甜食、油腻、辛辣刺激性、粗糙坚硬食物（如浓茶、咖啡、坚果类、芹菜、韭菜等），以防出血甚至穿孔的发生，1 个月后可过渡至正常饮食。

3. 药物护理 根据医嘱常规使用抑酸剂及黏膜保护剂、抗生素、止血药物、补液支持等治疗，准确、及时、安全有效地给药，加强巡视，注意观察用药后反应。

4. 并发症的观察及护理 ESD 近期会出现腹痛、出血、穿孔等症状，远期会出现消化道狭窄、梗阻等。由于 ESD 切除黏膜面积较大，患者最常见的并发症为出血或穿孔。有效闭合 ESD 后的黏膜缺损有助于降低迟发性出血或穿孔的发生率。再出血多发生于术后 24 小时内或止血夹脱落时，指导患者术后 24 小时内绝对卧床休息，常规心电监护。注意患者有无胸骨后剧痛，腹部压痛及反跳痛，有无便意，有无烦躁不安、神志淡漠、呕血、黑便，如患者出现异常，立即通知医师并采取相应治疗手段。

5. 出院指导 ESD 后康复至关重要，不同文化层次患者对知识的需求不同，依从性也不同，应有针对性地指导患者忌食油煎、油炸、麻辣、坚硬、粗纤维食物，忌暴饮暴食，饮食宜温凉，少量多餐，细嚼慢咽，4 周内进食软食。术后据病理和患者病情酌情于术后 1 个月、6 个月、12 个月复查胃镜，观察创面愈合情况、病变有无残留或复发。

6. 出院随访 需要建立合理的随访制度，以进一步提高 ESD 治疗的安全性、有效性、延续护理的持续性，进行中长期的出院随访。责任护士应详细登记患者的信息资料，定期电话随访，详细记录每次随访结果，给予健康指导等有效措施，真正达到随访的目的。

第二节 ESD 体内牵引技术的护理配合

ESD 准备就绪后术者进镜开始手术，先于距病变边缘 0.5cm 处黏膜用 Hook 刀或其他器械进行标记，此时护士要将高频电刀切换至电凝功能，功率 40W，然后沿标记点进行黏膜下注射，注射液为 1∶10000 肾上腺素生理盐水亚甲蓝混合液，首次注射前将注射针管道里的空气排空，注射过程中护士要根据切割方向及深度调整注射针的针尖长度，使病灶均匀隆起，注射时护士应视黏膜隆起情况适当调节注射速度，每点位注射结束时，术者会将注射针的针头离开黏膜，此时护士应及时将针头退回外套管内，避免划伤黏膜及内镜管道。注射术毕，环周切开病变周围黏膜，切开后用 Hook 刀或其他切开刀剥离病灶，直至病灶与黏膜下层或肌层完全分离，间断性地给予黏膜下注射，保持在剥离过程中病变黏膜始终处于抬举状态。在剥离病变 1/4 左右，内镜下视野暴露不充分，继续剥离的难度增加时根据剥离需要使用体内牵引技术，临床上常用的体内牵引技术有体位调整牵引技术、重物牵引技术、止血夹弹力圈联合牵引技术、线环牵引技术、S-O 夹牵引技术、夹子组合制锚牵引技术，下面分别介绍体内牵引技术的护理配合。

一、体位调整牵引技术的护理配合

体位调整牵引技术不需要任何附加装置，利用重力作用调整已剥离病变的位置而产生牵引力，以充分暴露 ESD 的操作视野，便于继续切开及剥离。ESD 中正确的改变体位对成功进行手术非常重要，体位由术者综合考虑重力与病变组织等多种因素，选择理想的体位。

1. 患者改变体位前护士应把器械的电源连接线与器械处于分离状态，避免更换体位过程中意外灼伤患者黏膜或灼坏内镜。

2. 避免坠床事件发生，这也是最重要的，因患者处于麻醉状态，ESD 中可能的体位变化为左侧卧位、仰卧位和右侧卧位。更换体位后及时加床档，系好约束带，保证患者安全。

3. 合理使用体位垫，为满足手术需要，难免体位长时间维持，影响血液循环，合理使用体位垫可以避免肢体等发生意外损伤。

4. 更换体位时严密观察患者的生命体征，防止分泌物误吸等情况，仔细观察呼吸情况，检查血氧监护和静脉输液是否处于正常状态，吸氧管及心电连接线是否脱离，注意保护患者隐私。若发生异常情况，及时报告医师。

二、重物牵引技术的护理配合

重物牵引技术是 ESD 中将病变环周切开后，将系有牵引钢球或其他重物的止血夹夹闭于术者指定的位置，利用重力最高点原理使黏膜下层充分暴露后逐层剥离病变，更加安全地完成手术操作。

1. 止血夹、钢球和尼龙绳的准备要求均为无菌使用。常规使用 Olympus 止血夹（HX-610-090），其优势是体积小，夹闭黏膜较牢靠。牵引重物可以选择重 1g、大小 6mm×4mm×4mm 且表面光滑的钢球，要求尼龙绳结实耐用。

2. 认真按要求用尼龙绳将钢球精准连接，反复检查保证安装结实。

3. 退镜后，配合术者在体外检查止血夹张开夹闭功能是否完好后打开，夹住连接钢球的尼龙绳装置，随内镜将装置送入指定的位置，释放止血夹。

4. Olympus 止血夹的使用技巧

（1）护士右手将螺旋鞘插入旋鞘插入孔内，左手紧握塑料握力板，确认螺旋鞘已插入旋鞘插入孔内；右手的拇指套入固定环内，示指和中指夹住滑块圆凹处，推出螺旋鞘内装置听到轻轻的"点击"音后，回收螺旋鞘内装置，使止血夹收纳在螺旋鞘装置内，螺旋鞘退出塑料止血夹装置。

（2）术者将止血夹装置经活检孔道插入，至夹闭装置插出活检孔后，护士推出回收螺旋鞘内的止血夹，必须见到白色的塑料控制管鞘为止，避免过度推出回收螺旋鞘内的止血夹，避免引起止血夹脱落。

（3）轻轻地收紧螺旋鞘内的止血夹，塑料控制管鞘与金属管鞘之间接触，使止血夹向二侧均匀张开，止血夹张至最大为止，避免过度回收螺旋鞘内的止血夹，引起止血夹夹闭。

（4）一旦止血夹夹闭组织的角度不满意，护士旋转止血夹角度（右手固定操作环，左手旋转握力装置），直至满意角度为止。

（5）术者将止血夹对组织按压，此时护士缓慢地回收螺旋鞘装置，使止血夹两侧向中央夹闭，避免夹闭过程中过快或吸引腔内空气后夹闭，容易引起止血夹偏移，达不到预期效果。

5. 全部过程均需无菌操作，避免交叉感染。

三、止血夹弹力圈联合牵引技术的护理配合

止血夹弹力圈联合牵引技术是在体外将止血夹打开后，夹住橡皮圈，经活检孔道送入，将止血夹固定在预定位置后，再次经活检孔道放入另一枚止血夹，勾住橡皮圈，根据所需牵引方向及管腔大小，调整第 2 个止血夹固定的位置及橡皮圈直径，形成牵引力。

1. 所用的弹力圈按术者要求准备，术中用到的所有器械及物品要求无菌。

2. 在体外检查止血夹张开夹闭功能是否完好，用止血夹夹住橡皮圈后配合术者将其送入预定位置。

3. 准确的固定很重要，护士正确使用止血夹，如镜下止血夹开口方向不满意，及时沟通，迅速调节止血夹开口角度，配合术者准确将装置释放在病变边缘。释放时护士缓慢地回收手柄，镜下观察止血夹两侧向中央夹闭，避免夹闭过程中止血夹偏移过快，或不够紧密，达不到预期效果。

4. 需要第 2 个止血夹在镜下的一侧臂勾住橡皮圈，此时医护的默契配合非常重要，护士注视镜下止血夹与橡皮圈的角度，一旦勾住橡皮圈迅速关闭止血夹，但不是释放，此处关闭止血夹的力量需护士严格把握，止血夹带着橡皮圈至术者指定的位置释放。

5. ESD 结束后用鳄齿钳用力夹住止血夹前端，使止血夹一侧夹臂变形，即可用鳄齿钳拔除固定在黏膜上的止血夹，橡皮圈脱离后，标本用网篮或圈套器取出，或用内镜的前端透明帽直接将病变吸出。

6. 全部过程均需无菌操作，避免交叉感染。

四、线环牵引技术的护理配合

线环牵引技术是周围病变黏膜切开后，在体外将止血夹打开，夹住所需尺寸的环形线（8~20mm）（简称线环），经活检孔道送入，将止血夹固定在预定位置后，再次经活检孔道放入另一枚止血夹，勾住线环，向上提，根据所需牵引力强

度调整第 2 个止血夹固定的位置（一般是对侧黏膜），形成牵引力，如需更大的牵引力，可以放置第 2 个线环。

1. 线环尤其是 M 环的制作很重要，按术者要求准备，预留备用的线环，护士要打结拴线结实，术中用到的所有器械及物品要求无菌。

2. 在体外检查止血夹张开夹闭功能是否完好，用止血夹夹住线环后配合术者将其送入活检孔道。

3. 准确的固定很重要，护士正确使用止血夹，按要求迅速调节止血夹开口的角度，配合术者准确将装置释放在病变边缘。释放时护士缓慢地回收手柄以达到预期效果。

4. 置放第 2 个止血夹时，在镜下需要止血夹的一侧臂勾住线环的另一端，此时医护的默契配合非常重要，护士注视镜下止血夹与线环的位置，一旦勾住线环迅速关闭止血夹，但不是释放，此处关闭止血夹的力量需护士严格把握，止血夹带着线环至术者指定的位置释放。

5. ESD 结束后用鳄齿钳用力夹住止血夹前端，使止血夹一侧夹臂变形，即可用鳄齿钳拔除固定在黏膜上的止血夹，线环脱离后，标本用网篮或圈套器取出，或用内镜的前端透明帽直接将病变吸出。

6. 全部过程均需无菌操作，避免交叉感染。

五、S-O 夹牵引技术的护理配合

S-O 夹牵引技术是由一个止血夹、尼龙绳、橡胶带或弹簧组成，将带有橡胶带或弹簧的 S-O 止血夹连接到病变的近端边缘，然后使用常规止血夹勾住附着在病变部位的 S-O 止血夹的尼龙环，并将尼龙环固定到病变的对侧黏膜上。

1. 所用的橡胶带或弹簧按术者要求准备，用到的所有器械及物品要求无菌。

2. 按要求做好橡胶带或弹簧与止血夹及尼龙环的安装，安装前观察止血夹张开夹闭功能是否完好，安装后反复检查无误后方可使用，安装期间注意无菌操作。

3. 准确的固定很重要，护士正确使用止血夹，及时沟通，迅速调节止血夹开口的角度。释放时护士缓慢地回收手柄。

4. 第 2 个止血夹也称标准夹，需要止血夹的一侧臂勾住尼龙环，此时医护的默契配合非常重要，护士注视镜下止血夹与尼龙环的位置，一旦勾住尼龙环迅速关闭止血夹，但不是释放，使带着尼龙环的止血夹至病变的对侧位置释放。

5. ESD 结束后用内镜剪刀配合术者准确将尼龙环剪开，然后将病变及 S-O 夹装置一同从内镜中取出。

6. 全部过程均需无菌操作，避免交叉感染。

六、夹子组合制锚牵引技术的护理配合

夹子组合制锚牵引技术是通过止血夹头柄相夹组合，制成锚状物，再以止血夹穿过所制成锚的中心，再将其夹闭固定于合适位置，形成牵引力。

1. 此牵引技术所用工具皆是止血夹，术者对止血夹的摆放设计要求较高，护士需与术者积极沟通，明白设计方案后方可顺利完成。

2. 每个止血夹均需在体外检查张开夹闭功能是否完好，以免影响夹闭效果。

3. 准确的固定很重要，护士正确使用止血夹，按要求迅速调节止血夹开口的角度，释放时护士缓慢回收手柄，使其达到预期效果。

4. ESD 结束后用鳄齿钳用力夹住止血夹前端，使止血夹一侧夹臂变形，拆除止血夹组合装置，标本用网篮或圈套器取出，或用内镜的前端透明帽直接将病变吸出。

5. 全部过程均需无菌操作，避免交叉感染。

（李翠华）

参 考 文 献

[1] Aihara H, Kumar N, Ryou M, et al. Facilitating endoscopic submucosal dissection：the suturepulley method significantly improves procedure time andminimizes technical difficulty compared with conventional tec-hnique：an exvivo study（with video）. Gastrointest Endosc，2014，80（3）：495-502.

[2] 奚肇宏，田耀洲，梅军，等. 内镜黏膜下剥离术治疗上消化道肿瘤性病变疗效分析. 中华全科医学，2015，13（4）：679-680.

[3] 杨金明. 消化道早癌 ESD 的配合及护理探析. 世界最新医学信息文摘，2018，18（81）：241.

[4] 宋玲，陆秋香，李胜男，等. 4 例行镇静下直肠巨大肿物 ESD 患者的围手术期护理. 临床医药文献电子杂志，2018，5（98）：70.

[5] Hashimoto R，Hirasawa D，Iwaki T，et al. Usefulness of the S-O clip for gastric endoscopic subnucosal dissection（with video）. Surg Endosc，2018，32（2）：908-914.

[6] 赵鑫，姚方. 内镜黏膜下剥离术的辅助牵引技巧. 中华消化内镜杂志，2019，36（8）：541-547.

第二章　ESD 体外牵引技术的护理配合

第一节　ESD 体外牵引技术的护理配合

一、术前护理

（一）用药指导

1. 对有凝血功能障碍、患有心肺疾病及长期服用抗凝药者需停用抗凝药物 7 天后再进行 ESD 手术治疗。

2. 高血压的患者术前正常服用降压药，使血压控制在正常范围内，避免因高血压无法实施麻醉，影响手术进程。

3. 术前 30 分钟嘱患者口服去泡剂，保持视野清晰，以便内镜下观察。给予解痉剂，解除肌肉痉挛，以利进镜。

4. 下消化道病变的肠道准备尤为重要，术前一天中午和晚餐进易消化的半流质饮食；检查前当日禁食，于检查前 6 小时遵医嘱服泻药：复方聚乙二醇电解质散 2 袋（68.56g）+温水 2000ml+西甲硅油 30ml，分 4 次 2 小时内服完，直至排出清水样便，体质虚弱的患者术前给予静脉营养支持。

（二）患者准备

1. 饮食　空腹 8 小时以上，如有幽门梗阻等疾病，应禁食 2~3 天或行胃肠减压，保持胃腔清洁，避免误吸。

2. 体位　患者一般取左侧卧位，上消化道病变者戴好口垫。

3. 术日晨常规于患者右上肢留置静脉留置针，以便术中麻醉给药及术后静脉输液。

4. 取下活动义齿和首饰，并嘱患者术前 1 天禁止吸烟，以防插管时出现咳嗽症状，影响插管。

5. 指导糖尿病、体质较弱及长期禁食的患者家属备好无色糖块，防止术后发生低血糖。

6. 准备相关的内镜、超声内镜或影像学等报告单。

7. 术前查血常规、血型、血小板及出凝血时间及肝炎系列、HIV、梅毒等。

8. 心理护理　应向患者做好解释工作，减轻其紧张情绪，以取得患者及家属的配合，同时应签署检查治疗同意书。

（三）用物准备

1. 内镜主机系统、CO_2气泵。

2. 电刀、内镜　附送水电子胃镜（或结肠镜）、高频电刀和氩气刀（ERBE 公司）。

3. 附件　金属夹（和谐夹）、线（牙线、尼龙线或 COOK 套扎器线）、圈套器、一次性注射针、切开刀、透明帽、止血钳、PW-5/V-1 染色喷洒管。

4. 甘油果糖-玻璃酸钠-亚甲蓝混合液，1.5% 卢戈氏碘液。

5. 急救器械准备　包括急救车、中心供氧、吸引装置等。

二、术中护理配合

（一）夹线体外牵引技术　夹线体外牵引技术是金属钛夹联合线牵引技术，它是将牵引线固定在金属夹一脚，然后将此带线钛夹夹在已切开病灶的侧缘，（或再用一枚金属夹，将牵引的线固定到病变的对侧正常黏膜）向外轻拉线保持适度张力，将黏膜拉起，使黏膜下层充分暴露。夹线牵引技术的优点在于可以使黏膜下层保持良好的可视性，减少剥离部位和切开刀之间接触面积，从而有效增加切割电流效果加快切除速度。此外，还可以减轻胃肠壁随呼吸或动脉搏动运动，也不需要额外的特殊设备配件，是目前应用较广的牵引技术。其缺点在于安装夹线时必须撤出内镜，而且提供的牵引力方向有限。

夹线体外牵引技术协助 ESD 操作方法及护理配合：

1. 需要医师 1 人，助手 2 人。

2.（助手 1）协助医师标记，并进行黏膜下注射。

3. 用电刀切开病变口侧（或肛侧缘）的黏膜，并适当剥离。

4. 带线钛夹准备（图 5-2-1）：医师退出内镜，助手 1 将金属夹从活检孔道伸入，打开金属夹，助手 2 取合适长度的牙线，将牙线捆绑固定在金属夹一个脚上。关闭金属夹，并将其退回活检孔道，牙线在镜身外。

5. 再次进镜，在腔内伸出金属夹，打开，并夹住切开的黏膜边缘，释放金属夹。

6. 助手 1 再用一金属夹，将用于牵引的牙线固定到病变的对侧正常黏膜。

7. 助手 2 在体外轻拉牙线，将黏膜拉起，充分显露黏膜下层。

8. 沿病变与正常组织的边界用电刀剥离。

9. 完整切除病变，并取出标本、固定助手 2。

10. 处理创面，术毕，撤镜。

11. 内镜送消毒间消毒处理，一次性附件销毁。

（二）滑轮牵引技术　该方法是在夹线牵引法基础上进行改进，在牙线远端

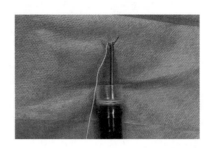

图 5-2-1　带线钛夹

绑上一个金属小环（远端环），再穿上另一个金属环（滑轮环），用钳子把带有牙线的远端环和滑轮环放进胃内，远端环用金属夹固定在切开黏膜边缘，再用另一枚金属夹把滑轮环固定在剥离黏膜对侧，从而改变牵引力方向，能产生向上/远离剥离方向的牵引力（图 5-2-2）。

滑轮牵引技术协助 ESD 操作方法及护理配合：

1. 需要医师 1 名，助手 2 名。

2. 助手 1 协助医师标记，并黏膜下注射。

3. 用电刀切开病变口侧（或肛侧缘）的黏膜，并适当剥离。

4. 环线钛夹准备：助手 2 提前取合适长度的牙线，将牙线一端捆绑固定在远端环上，将牙线再穿滑轮环。医师退出内镜，用钳子把带有牙线的远端环和滑轮环放进胃内。

5. 在腔内伸出第 1 个金属夹，打开，将远端环夹在切开的黏膜边缘，释放金属夹。

6. 助手 1 再用一个金属夹将滑轮环固定到病变的对侧正常黏膜。

7. 助手 2 在体外轻拉牙线，牙线通过滑轮环改变牵引方向，将黏膜拉起，

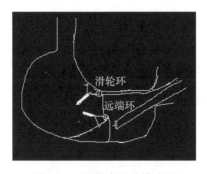

图 5-2-2　滑轮牵引法模式图

暴露病变与正常组织的边界。

8. 沿病变与正常组织的边界用电刀剥离。

9. 完整切除病变，并取出标本、固定助手 2。

10. 处理创面，术毕，撤镜。

11. 内镜送消毒间消毒处理，一次性附件销毁。

（三）带线尼龙皮圈牵引技术　该方法是在金属夹—线牵引技术的基础上改进，采用尼龙皮圈（平时用于结扎的尼龙绳）联合线的牵引技术，将线一端固定在尼龙绳的头端，尼龙绳套扎瘤体，体外由助手拉线牵引，暴露瘤体边界与周围组织，使剥离视野清晰，避免出血、穿孔的发生。

带线尼龙皮圈牵引技术协助 ESD 操作方法及护理配合：

1. 标记、黏膜下注射，分离瘤体。

2. 体外安装带线尼龙皮圈（图 5-2-3）：将牙线（或 cook 套扎线）一端固定在尼龙绳的头端，系紧防脱落，避免重复操作，线附在镜身外，二次进镜。

3. 尼龙皮圈套肿瘤：将尼龙皮圈套在肿瘤底端并收紧尼龙绳，由助手牵拉线，在线提供一个牵引力后，肿瘤与周围组织的边界变得清晰。

4. 完整切除病变。

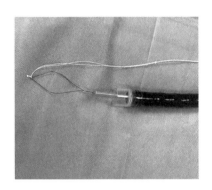

图 5-2-3　带线尼龙皮圈

（四）外钳法牵引技术　是通过插入活检孔道的异物钳将抓钳随内镜带入胃腔，外部抓钳抓住病变后，不仅可以外拉病变，还可以内推病变或加强重力牵引作用，从而更好地暴露视野。该方法的优点是当钳夹牵引力不充分时，还能及时调整钳夹部位和方向。但对位于贲门和胃体上部小弯或后壁的病变，该方法临床应用受限，另外，抓钳会损伤黏膜，尤其在剥离食管贲门交界处病变时，应格外小心配合。

外部钳拉法牵引技术协助 ESD 操作方法及护理配合：

1. 外钳带入（图5-2-4）：将异物钳经活检孔道插入打开，抓紧线圈一端，外部抓钳抓紧线圈另一端靠近镜身，随内镜进镜，将外部抓钳带入腔内，打开外部抓钳，将异物钳联同线圈撤出。

2. 助手1协助医师完成标记、黏膜下注射，分离病变至黏膜下层。

3. 助手2用外部抓钳抓住切开黏膜病变牵拉或推举，从而更好地暴露视野。

4. 助手2用外部抓钳抓住切开黏膜病变，牵拉或推举时可时时调整，重复操作，保持良好的剥离视野，完整切除病变。

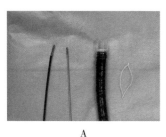 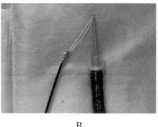 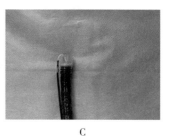

A   B   C

图5-2-4　外钳带入

A. 异物钳、抓钳、线圈准备；B. 异物钳插入活检孔道打开，抓紧线圈一端，外部抓钳抓紧线圈另一端；C. 回拉异物钳，外部抓钳靠近镜身与镜身纵轴平行

（五）附通道钳夹牵引技术　通过在内镜的镜身固定一个外套管，将设计好的一套可控制方向的组织钳抓紧器伸进外套管内，随内镜镜身进入管腔内，在ESD操作过程中，可将组织钳伸出套管，夹住所需剥离的病变黏膜端，牵引方向可控，可推拉结合进行ESD辅助牵引。护理配合时要注意在进镜、撤镜时因有外套管，增大了与黏膜的摩擦力，注意损伤，操作时因有了外套管相当于给内镜又增加了一个通道，收放自如，也可将组织钳换成圈套器，应用灵活，可反复圈—夹发挥牵引作用，但在有些特殊部位使用受限，因外套管和内镜镜身为一体，不是独立的。

（六）经皮牵引技术　2004年报道了经皮牵引法，即用腹腔镜设备经皮在腹壁打孔（直径2mm）透过胃壁插入套管，再将小圈套通过套管插入胃腔，牵拉部分剥离的早期胃癌组织，以暴露术野。这种方法可以在直视下对胃内任何部位肿瘤病变进行安全有效牵引，更有利于较大病变（平均大小50mm）的整块切除。在护理配合时助手帮助控制牵引圈套器动作要稳，力量适中，因经腹壁打孔，会带来一定创伤，术后和病房护士做好交接班，注意伤口护理，避免感染。

（七）磁锚引导牵引技术　磁力锚定装置包括3个部分：磁体（尺寸1.0cm×1.0cm×1.5cm，提供磁力牵引）、微型钳（用于夹住黏膜）、连接线（连接磁体及微型钳）。磁力发生/控制系统由一个可以上下移动的电磁铁和一个可平行移动的检查平台组成，可以针对患者体位调整磁力方向，以达到最佳黏膜牵拉，但这种磁力发生控制系统巨大笨重，迫切需要小型化。

（八）圈套器预套环牵引技术　将金属夹通过内镜工作通道植入，抓住病变一侧的黏膜瓣。松开已预先套在内镜上的圈套器并沿金属夹植入器移到金属夹两只脚根部，收紧圈套器以抓紧金属夹，然后释放金属夹。通过独立于内镜的圈套器-金属夹实现牵引。可以充分显示黏膜下层、切除病变。

圈套器预套环牵引技术协助 ESD 操作方法及护理配合：

1. 圈套器预套环安装（图 5-2-5）：助手 2 将圈套器钢丝预先套在内镜透明帽上收紧，随着内镜进入腔内（圈套器外套管附在镜身外，避免二次进镜）。

2. 常规标记、黏膜下注射，分离瘤体。

3. 助手 1 将金属夹通过内镜工作通道置入，抓住病变一侧的黏膜瓣，助手 2 松开已预先套在镜上的圈套器并沿金属夹植入器移到金属夹两只脚根部，收紧

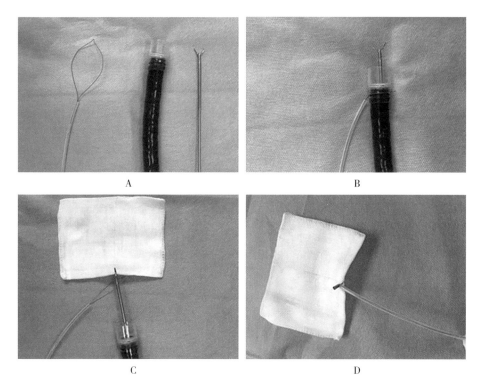

图 5-2-5　圈套器预套环模式图

A. 圈套器+金属夹准备；B. 圈套器反套在内镜透明帽，钛夹打开；C. 钛夹抓紧黏膜，圈套器松开沿金属夹置入器推到金属夹两脚的根部；D. 收紧圈套器，释放金属夹，体外牵引圈套器实施推拉式牵引

圈套器，然后释放金属夹。

4. 体外由助手2牵拉或推圈套器，提供一个牵引力，使肿瘤与周围组织的边界变得清晰，暴露黏膜下层。

5. 完整切除病变。

（九）机器人辅助牵引技术 随着人工智能技术的发展，机器人辅助 ESD 也在开发研究中，相继有报道主从式经腔道内镜机器人（master and ave transluminal endoscopic robot，MASTER）辅助 ESD 的临床研究，证实了其有效性。MASTER 配合双孔道治疗内镜使用包括 3 个主要部分：控制器、电外科工作站、操纵器，使用方法和腹腔镜手术相似；它将传统的 ESD 工作分为两部分，即一名医师负责控制镜身，保持视野和位置稳定；另一名医师操作控制端，负责内镜前端的器械操作，完成牵拉、切割、剥离等多种操作。此外，MASTER 所独有的触觉反馈功能可以在无视野情况下感知有无组织接触，提高了操作的安全性，护理配合时应注意由于内镜机器人是人机交互系统，在处理手术中复杂和意外情况时，仍需传统内镜进行补充，所以护士配合要双重准备。

（十）双通道内镜牵引技术 是指把抓钳插入双孔道内镜的另一个通道抓住病变，在 ESD 过程中发挥牵拉作用。双孔道内镜比传统内镜更粗、更重、更难操作，有些情况下很难控制牵引力方向，尤其是在切除较大病变时受限，困难位置护理配合时注意力度，避免黏膜副损伤。

（十一）双内镜牵引技术 双内镜牵引技术是指 2 个内镜同时插进消化道，其中一个内镜给予病变牵引力，另一个作为主操作镜进行病变切除。早在 1988 年首次报道该方法用于内镜下黏膜切除术，后用于 ESD 辅助牵引。在护理配合时需要 2 个光源、2 名以上内镜操作者及助手，两条内镜同时进入，动作要轻柔，避免黏膜撕裂，由于第 2 条内镜可能影响主操作镜的操作性，对较大病变尤其是环周病变切除不便，所以护士要在牵引力方向可控，快速有效配合实施剥离，才能有效缩短 ESD 的操作时间。因为第 2 条内镜很难到达乙状结肠近端，该方法在结肠病变中应用受到限制。

三、术后护理

（一）一般护理

1. 患者返回病房后，密切观察患者生命体征及有无腹痛、便血等变化，注意有无出现并发症。

2. 卧床休息、减少活动，禁食水 48 小时后进流食，以促进创面的愈合。

3. 密切观察咽部，有无咯血症状（避免因牵拉牙线损伤正常黏膜），症状轻者无须处理，注意口腔清洁，1~2 小时此症状可消失，症状较重不可耐受者可口含草珊瑚含片等，症状可减轻。

4. 肠道病变患者术后注意肛周清洁，观察有无黏膜损伤及便血情况发生，对症处理即可。进食后保持排便通畅。

（二）并发症的预防及处理

1. 出血　注意观察有无呕血、便血等消化道症状，必要时内镜下止血。

2. 消化道穿孔　密切观察生命体征和腹部体征，一旦出现穿孔，应立即行内镜下缝合，必要时外科处理。

（三）出院指导

1. 指导患者 1 个月内禁止重体力劳动，规律饮食，饮食宜清淡并少食多餐。

2. 保持排便通畅，必要时口服缓泻通便药物，1 个月内避免剧烈活动，保持心情舒畅，避免紧张情绪，分别于手术后 1 个月、3 个月后复查。

第二节　ESD 体外牵引技术的护理应用体会

一、夹线体外牵引技术应用体会

（一）优势　体外夹线牵引技术由于操作较为简单，所用材料轻便，空间占用少，牵引与切除可做到互不影响，故临床应用较广。

（二）护理配合注意事项

1. 尽管体外牵引力度可控，但牵引力过大时可引起钛夹脱落，增加反复进镜次数，延长操作时间。金属夹牵拉脱落是否会导致病灶组织缺失，影响病理的准确判断也是值得关注的问题。

2. 牵引线的选择很重要，文献报道的牵引线有牙线、丝线、棉线、尼龙线等，目前尚无贲门黏膜或肛周组织损伤的报道，有报道牙线的形状像一条扁平的丝带，与薄而圆柱形的丝线形成对比，黏膜损伤可能是最小的。并且，牙线足够长（约 2m）；金属夹上的牙线结要打紧，避免脱离。

3. 夹线法黏膜牵引是有效的，但牵引方向单一，仅朝向体外侧，不能推动黏膜，很难调整牵引位置。而改良的外钳法（用钳抓取黏膜提拉）可以实现黏膜的拉动和推动，但处理贲门、小弯和胃体上部后壁的病变，牵引方向难以控制，需要特殊的辅助装置。对于结肠和直肠 ESD，外钳方法仅适用于位于直肠或远端乙状结肠的病变，因为外钳难以送入深部结肠或在深部结肠中操作。

二、圈套器预套环牵引技术应用体会

（一）优势　体外将圈套器预先套在内镜前端随内镜一并进入，实现一次进镜，然后经内镜活检孔道插入钛夹装置，打开金属夹抓紧目标组织后，助手松开圈套器，并沿金属夹置入器移到钛夹两脚的根部，收紧圈套器，可实现准确抓紧钛夹，实施体外圈套器牵引，如果病变面积大，也可以同法松开圈套器，再安装一枚或多枚钛夹，夹在合适位置再用圈套器套扎2枚或多枚金属夹实施牵引。独立于内镜的圈套器操控灵活，牵引方向不仅可以由牵引控制，也可以由推来控制，可以良好显示黏膜下层、切除病变。

（二）护理配合注意事项

1. 对于食管及胃部病变，选择从口侧或近端着手分离；结肠病变，选择从肛侧开始分离，一方面可以利用重力作用，帮助黏膜下层暴露；另一方面选择距术者较近的位置分离，有利于后续圈套器预结扎牵引法的实施。

2. 圈套器的安装及送入时，根据剥离病灶的大小选择尺寸不同的圈套器。将圈套器在体外塑形，打开后收紧于透明帽外下部，使得圈套器的边缘距离透明帽边缘1~2mm，不宜套于透明帽上端，以免增加套取病灶时的释放难度。

3. 当助手在外部操作时，圈套器提供足够的张力，使其处于最佳方向，操作圈套器时要注意，不可牵拉过度，以免使病灶缺损，影响术后病理学评估。同时避免人为的创面损伤，甚至出血及穿孔。

4. 夹圈套器固定到切开的黏膜瓣的一个或多个部位以实现黏膜单点和多点牵引。在单点黏膜牵引中，夹—圈套器固定在切开的黏膜瓣上的一个部位。在多点黏膜牵引中，夹—圈套器固定在多个部位，因此可以拉动或推动较大区域的黏膜瓣以提高黏膜牵引效率，适合切除大黏膜病变，在多点法中，收紧圈套器使得钛夹能够相互靠近，从而使黏膜瓣外翻，以完全暴露黏膜下层进行剥离。

5. 圈套器有外套管，操作时可有效保护黏膜。

三、其他

虽然ESD相关牵引技术发展迅速、方法多样，但是在临床运用中需要根据术式特点、材料易获得性、技术掌握度、卫生经济学和治疗收益及风险等多个角度进行综合评估，以简单、有效为根本出发点，找出最适方法。夹—线法、带线尼龙皮圈牵引技术、滑轮法相对经济、方便、有效，目前临床应用较普遍，但需要体外安装，二次进镜，并牵引方向单一，只能向外拉；而外部钳拉法、圈套器预套环法、双孔道内镜牵引法等可以实现推—拉结合牵引，并不需要退出内镜安装牵引所需设施，但特殊位置仍牵引方向受到限制；双内镜牵引法、经皮牵引法、磁力牵引法、机器人辅助法等的优点在于牵引力和方向可以控制，但操作比较麻烦，都需要额外设备，需人力资源也多，费用高。

总之，体外辅助牵引技术方式繁多，各有利弊，临床可根据不同手术选择适宜的牵引方式，使用前需要有充分的病例评估、手术预案和物质准备，相关人员要完善相关器材准备，以简单、省时、经济为原则；操作前术者、助手、麻醉师要进行良好沟通，需要良好的团体协作；操作中助手要熟练掌握体外牵引技术操作流程和护理配合技巧，能及时应对术中的突发情况，最大限度减少手术风险，保证 ESD 手术顺利完成。

（张永红）

参 考 文 献

[1] 聂绪彪，于劲，樊超强，等. 带线钛夹在食管内镜下黏膜剥离术中的应用价值. 第三军医大学学报，2014，36（24）：2508-2510.

[2] Ota M，Nakamura T，Hayashi K，et al. Usefulness of clip traction in the early phase of esophageal endoscopic submucosal dissection. Dig Endosc，2012，24（5）：315-318.

[3] Jeon WJ，You IY，Chae HB，et al. A new technique for gastric endoscopic submucosal dissection：peroral traction-assisted endoscopic submucosal dissection. Gastrointest Endosc，2009，69（1）：29-33.

[4] Koike Y，Hirasawa D，Fujita N，et al. Usefulness of the thread-traction method in esophageal endoscopic submucosal dissection：Randomized controlled trial. Dig Endosc，2015，27（3）：303-309.

[5] 时强，周平红. 牙线悬吊牵引法在内镜黏膜下剥离术治疗直肠神经内分泌肿瘤中的应用. 中华胃肠外科杂志，2019，22（4）：377-382.

[6] 唐悦，谢霞. 带线钛夹在胃异位胰腺内镜黏膜下剥离术中的应用价值. 中华消化内镜杂志，2017，34（3）：190-193.

[7] 赵鑫，姚方. 内镜黏膜下剥离术的辅助牵引技巧. 中华消化内镜杂志，2019，36（8）：541-547.

[8] Hirota M，Kato M，Yamasaki M，et al. A novel endoscopic submucosal dissection technique with robust and adjustable tissue traction. Endoscopy，2014，46（6）：499-502.

[9] Motohashi O，Nishimura K，Nakayama N，et al. Endoscopic submucosal dissection（two-point fxed ESD）for early esophageal cancer. Dig Endosc，2009，21（3）：176-179.

[10] Imaeda H，Hosoe N，Ida Y，et al. Novel technique of endoscopic submucosal dissection by using external forceps for early rectal cancer（with videos）. Gastrointest Endosc，2012，75（6）：1253-1257.

[11] 肖君，韩树堂，李惠，等. 圈套器牵引法辅助内镜黏膜下剥离术治疗消化道平坦型病变的价值探讨. 中华消化内镜杂志，2016，33（4）：248-250.

第六篇

总结与展望

随着内镜技术发展，ESD 已成为治疗胃肠道肿瘤的标准术式。然而，ESD 技术从操作上来讲还是比较困难的。

ESD 操作时间较 EMR 长，术中出血、穿孔等并发症的发生率比 EMR 高。内镜切除术中保持清晰的操作视野至关重要，各种辅助牵引技术如经皮牵引、磁控牵引、内在牵引、重力牵引等通过反向牵引病灶，使黏膜下视野得以充分暴露，但这些技术均有各自的局限性，限制了它们在临床的广泛应用。

近年来，多种新技术新概念被用来辅助 ESD 操作，其中之一就是牵引技术。牵引技术在术中用来制造张力，帮助在内镜下有效识别黏膜下层，进而准确确定切除范围以及黏膜下血管，牵引技术可降低操作时间及减少并发症，促进 ESD 的广泛使用。

在不同解剖部位有其适用的多种牵引技术，每种牵引技术都有各自的缺点和优点，需根据实际解剖特点适当应用，熟练掌握并合理应用各种牵引技术有助于改进 ESD 术，但有些技术的安全性和有效性仍需进一步研究证实。理想的体外牵引技术应如同外科手术那样，牵引与切除分别独立互不影响，同时牵引的方向和力度又随时可控，使其真正成为内镜医师的"第二只手"。

当前不论是双内镜联合、双通道内镜，或者外钳辅助体外辅助牵引技术仍然存在诸多缺点，离理想的牵引状态尚有差距。体外线牵引技术由于操作较简单，所用材料轻便，空间占用少，牵引与切除可做到互不影响，故临床应用较广。但临床仍有几个问题值得注意：①尽管体外牵引力度可控，但牵引力过大时可引起止血夹脱落，增加反复进镜的次数，延长操作时间。另外止血夹牵拉脱落会导致病灶组织缺失，也会影响病理的准确判断。②夹线牵引技术由于不需要额外的特殊设备配件，操作简便，是目前应用最广的牵引技术，但需要退出内镜，安装带线夹子，牵引方向单一，仅仅由体内朝向体外侧，有文章指出牵引方法可以改变牵引方向，但无法根据手术实际情况作出调整。③目前使用的止血夹型号不一，止血夹固定的部位也不同，固定在切开病灶的黏膜下层组织，或黏膜及黏膜下层两者上均有报道，尚无统一的标准。④文献报道的牵引线有牙线、丝线、棉线、尼龙线等，尽管目前尚无贲门黏膜或肛周组织损伤的报道，但是何种牵引材料更加适合手术有待进一步研究。圈套器由于有塑料外套管，有一定的硬度，可弥补线牵引技术的不足，但目前尚无两者对照的相关资料，还有待于进一步的研究证实。⑤双内镜牵引技术牵引力方向可以控制，能有效缩短 ESD 操作时间。不足之处在于第 2 条内镜可能影响主操作镜的操作，对较大病变尤其是环周病变切除不便，且需要 2 个光源、2 名以上内镜操作者及助手。此外，由于第 2 条内镜很难到达乙状结肠近端，该方法在结肠病变中应用受到限制。⑥双孔道内镜牵引技术利用"一镜双孔"的优势，不需要退出内镜安装牵引所需设施，但双孔道内镜比传统内镜更粗、更重、更难操作，牵引方向受到限制，有些情况下很难控制牵引力方向。⑦双气囊辅助水下牵引技术的ESD整个过程在水中进行，产烟少，术野更为清晰，但该方法需要特定设备和助手配合，操作更为复杂，还处于动物实验阶段。⑧新型磁力锚导引系统仍处于在动物活猪直肠ESD操作中的可行性实验阶段。

总之，各种牵引方法各有利弊，理想的牵引方法应该结构简单、经济、操作方便、有效，不需要过于复杂笨重的设备及配件，操作技术容易掌握，所以需要更多医师努力探索更方便实现牵引力的设备，更容易调整牵引力大小及方向的方法，探索更容易调整牵引力大小及方向的方法，更快速掌握的牵引技术，从而更安全、高效、高质量地完成ESD，进一步普及ESD在临床应用。

（高孟亮　张学彦）

参 考 文 献

[1] 高淑静. 内窥镜下黏膜切除术牵引技术的进展. 中国城乡企业卫生, 2017, 184：27-30.

[2] Hiroyuki Imaeda, Naoki Hosoe, Kazuhiro Kashiwagi, et al. Advanced endoscopic submucosal dissection with traction. World J Gastrointest Endosc, 2014, 6 (7)：286-295.

[3] Sanchez GA, Barkin JS. Double channel does it all：both visualization and deployment in half the time. Gastrointest Endosc, 2010, 72 (5)：113-114.

[4] Fukami N. What we want for ESD is a second hand！Traction Method. Gastrointest Endosc, 2013, 78 (2)：274-276.

[5] 胡娜, 朱晓佳, 杨力. 体外牵引技术在内镜切除术中的应用进展. 临床消化病杂志, 2017, 29 (1)：55-57.

[6] Li CH, Chen PJ, Chu HC, et al. Endoscopic submucosal dissection with the pulley method for early-stage gastric cancer (with video). Gastrointest Endosc, 2011, 73 (1)：163-167.

[7] Fusaroli P1, Grillo A, Zanarini S, et al. Usefulness of a second endoscopic arm to improve therapeutic endoscopy in the lower gastrointestinal tract. Preliminary experience-a case series. Endoscopy, 2009, 41 (11)：997-1000.

[8] 赵鑫, 姚方. 内镜黏膜下剥离术的辅助牵引技巧. 中华消化内镜杂志, 2019, 36 (8)：541-547.

[9] 万新月, 于红刚. 新型磁力锚导引系统在内镜黏膜下剥离术中应用的动物实验研究（含视频）. 中华消化内镜杂志, 2017, 34 (12)：897-899.